CARE
Good Care ,
Good Living

CARE
Good Care ,
Good Living

CARE
Good Care ,
Good Living

care 56

失智症事件簿

失智症AD8量表在檢測什麼

編　　著：楊淵韓
插　　畫：小瓶仔
責任編輯：劉鈴慧
美術設計：張士勇
校　　對：陳佩伶
出 版 者：大塊文化出版股份有限公司
台北市10550南京東路四段25號11樓
www.locuspublishing.com
讀者服務專線：0800-006-689
TEL：(02) 8712-3898　FAX：(02) 8712-3897
郵撥帳號：18955675　戶名：大塊文化出版股份有限公司
法律顧問：董安丹律師、顧慕堯律師
版權所有　翻印必究

總經銷：大和書報圖書股份有限公司
地址：新北市五股工業區五工五路2號
TEL：(02) 89902588 (代表號)　FAX：(02) 22901658
製版：瑞豐實業股份有限公司

初版一刷：2018年2月
定價：新台幣320元
ISBN：978-986-213-870-0
Printed in Taiwan

失智症事件簿

失智症AD8量表在檢測什麼

楊淵韓 著

目錄

序

禪修久了
可以防止頭腦的退化

心定和尚／佛光山 泰華寺住持

　　世界上有很多的菩薩，或研發改善人類生活的品質，如發明電燈泡的愛迪生，創造飛機的萊特兄弟、愛因斯坦、賈伯斯等等，都可以稱為菩薩；勤政愛民的皇帝、國王、總統、總理、主席，也都可以稱為菩薩；警察、軍人保衛國家，保護人民，也可以稱為菩薩。充滿慈悲、博愛人類的宗教家也是菩薩，不論用復健、照顧病患、治療疾病的護士、醫生，都可以稱為菩薩。

　　隨著時代的變遷，高科技的發展，影響了生活的型態，家庭倫理的生活變化，孤獨老人越來越多，憂鬱症的、失憶症的人越來越多。研發鎮靜劑的人越來越多，心理輔導師也越來越多，都是菩薩；研究治療失憶（智）症的，研究抑制失智症的，研究預防失智

症的，也越來越多，這些都是菩薩。

　　這個世界，貧窮是苦，疾病的更苦，身障的、智障的更苦。能發心研發、治療、抑制、預防的醫生，就是大菩薩。佛光山中華護智協會的理事長楊淵韓醫師，就是真的大菩薩！佛光山成立「中華護智協會」專門針對失智症等相關疾病，做普羅大眾的教育訓練和照護服務，協會的理事長是楊淵韓醫師，在幾次的因緣裡，我跟他談了談他為什麼會從一個現代西方醫學做研究的博士，轉而成為和佛法相結合，來做服務的一位義工。

　　他跟我說，有一個很大的心願，就是希望用醫學來詮釋佛法，佛法裡面所談到「禪修」和「意識」的見地，其實是必須身體力行之後，才能得知的真理，而不是一般口頭理論的佛學。三十年前當他還是大學醫學生時，之所以到山上來，剛開始是為了寫一篇他的報導文學：「星在天上，雲也在天上」，從那時開始逐漸認識佛光山、與佛光山結緣。後來在編藏處幫忙校對大藏經的出版，他當主治醫師後，在 2005 年去了美國，2006 年即將回台灣時，在因緣的聚合下，得知

山上缺少朝山時的醫療站醫師，他便參加了醫療站的義診醫師。後來的十年，楊醫師利用星期六自己的休假，在佛光診所義診，在這樣長的時間內，他對佛教所講人的生命與意識的理解，自有他的體悟，也希望能夠用現代醫學的語言，來詮釋這數千年來佛法的奧秘。

在過去幾年裡，我和楊醫師在高雄、台南、台北同台演講，談的是東方和西方的交流：科學與佛學的交會。在演講中我聽楊醫師用醫學來詮釋佛法感到欣慰，對人間佛教，又是另外一種不同層面的開始。楊醫師跟我說醫學裡談了「禪修對老化、對失智症的影響」有一些醫學的研究發表，是佛法裡很珍貴的東西，例如禪修可以和目前老化的社會來結合。

一個人長期禪修久了之後，可以防止退化，所以他希望把佛法裡面禪修等功課能夠廣為人知，而且能夠幫助更早期的病人、甚至還沒有失智症的人身上，希望對他們有所幫助。在他領導之下，中華護智協會開了「護智班」和「健腦班」，開始對群眾服務。

為了讓社會大眾能夠了解早期失智症，楊醫師出

版這一本書，想把早期失智症的檢查方法傳遞給一般民眾，所以他邀請我來替他寫這本書的推薦序。我在想，楊醫師這本書的知識若能夠廣為傳遞，讓初期的老化和退化的病人能夠盡快就醫，並有自我保健的方法，那麼這樣應當更能利益更多的普羅大眾，減輕社會家庭的負擔。

　　一位菩薩，通達佛法是必要的，如果通達佛法，又兼具某一方面的才能，那麼度眾生就更有攝受力了，例如一位法師唱頌很好，不少信徒會因為喜歡佛教音樂而進入佛門。如果一位醫師，仁心仁術，又有佛法的理解，他就可以幫忙患者醫身病，同時也可以指導患者心理的健康，所以我稱楊淵韓醫師是真名菩薩。是為序。

篩檢
是另一種早期症狀的宣導

楊淵韓／自序

2006 年，我在美國聖路易華盛頓大學進修，要回來時思考了一個問題：如何延續我在美國所做的研究呢？

一般出國進修的醫師，都希望進修回國後還能夠跟美國的醫學研究保持良好關係，回到臺灣後，能夠把研究的精髓帶回臺灣、發揚光大！我當然也有這樣的想法。

要回國時，我跟指導教授 John Morris 討論：「日後回臺灣能夠做什麼？能否持續原本在美國的研究和發現？」指導教授想了想，我原本以為他會告訴我：「你要持續做這裡你所發現的，和失智症相關的基因蛋白質等較基礎醫學的研究，包含基因體蛋白質體等。」

沒想到指導教授拿出幾篇發表的文章和一本研究

計劃，告訴我說：「將這個東西，在臺灣好好的持續發展開來。」我詳細看了一下，這研究是發表在《神經學期刊》上 AD8 的相關論文。

當下，說實在的，我知道 AD8 個很重要的工具、也是很好的工具，但對一個年輕的醫學研究學者而言，心中的胸懷大志，原本是放在很高深、複雜的基因體或蛋白質體的研究，而不是一般常見的篩檢問卷而已。

但是我還是尊重指導教授的指示，帶回臺灣之後，乖乖地照老師的建議「加以翻譯校訂」，但是心中還是有那麼點疑惑，認為 AD8 對整個失智症的影響，應該不會很大吧？AD8 只不過是一個工具而已吧？很坦白的跟大家說，當初我對 AD8 的重要性看法和期待，其實是沒有現在這麼深；反倒是當初一直很看好的蛋白質和基因體的複雜研究，在臺灣的可行性，卻不是這麼高。因為不同國情、不同的研究資源，能做的事情有限。

佩服指導教授的先見之明與高瞻遠矚的智慧，他告訴我：「這個簡單的量表，在臺灣或其他國家是可以實行的。」AD8 帶回來臺灣後，有很大的問題是翻譯，

不同的用詞、用句翻譯要怎麼做？這一方面我也和臺灣的一些醫師教授們仔細審視這個問題，完成後才把翻譯和校正檢定的量表發表出來，再廣為傳播出去。

　　這個事情讓我深深體會到，不同階段看的事情，看的深度是不一樣的；有時候我們一直很重視，認為很緊要的事，到最後對我們而言，也許沒有那麼重要。AD8 在臺灣實施，從我回來到現在已經快超過十年，十多年來各個地方使用的正確與否先擱置不提，但我面臨到最大的問題，是篩檢之後，有問題的疑似病人怎麼辦？

　　2008 年，在佛光山慈悲基金會等常住法師的協助下，成立「護智中心」；成立之初，沒有人、也沒經費，幸好仰賴慈悲基金會的支持，才能開始運作。護智中心任務之一是「AD8 篩檢」，但是篩檢並不是這麼簡單，負責這個篩檢的團隊，是雲水分會的護理師和訓練過的義工們。雲水分會的命名意義，就如星雲大師當初所提到的：「一樣竹密不妨流水過，山高豈礙白雲飛。」雲水分會沒有定所，哪裡有需要就往那裡去；去照顧當地的人。

　　帶領雲水分會的釋妙僧法師，跟我分享了他們去做失智篩檢的一個經驗和事實，這些經驗也促成我之後再思考整個篩檢流程怎麼建立。雲水分會通常會到偏遠地區去服務，當他們到屏東、高雄的偏遠部落，就算當地的鄰里長十分配合，但是家中通常只有老人在，年輕人外出工作，既使篩檢結果是異常的，下一步怎麼辦？若問老人家：「有沒有人帶你去看病？」這個病人就抱怨：「啊你們來幫我篩檢完，怎麼不載我去看醫生？」篩檢之後有病的人，如果是獨居，誰帶去看診？這延伸出了另外一個問題。

　　這是個很大的問題，篩檢確實幫忙把病人找出來，但之後誰帶他們去就診、回診？目前我們能夠做到的，是幫忙聯絡通知家屬、當地的鄰里長或社會局幫忙協助；但這必須是「有心有力的團體」的幫忙，才有辦法去協調。

　　有些醫師問我：「楊醫師你們把病人篩檢出來之後，發現問題但是沒有解決問題，因為這個病人沒有

去就診，這樣做有效嗎？不會增加病人的恐慌和家屬的負擔嗎？」

醫師是來發現疾病解決問題的，而不是像鴕鳥一樣遇到危險時，把頭埋在沙裡以為見不到就安全，自以為看不見時，事情依然如故的在發生！

面對這些醫師，我告訴他們：「篩檢，是另一種早期症狀的宣導！」我很希望，醫療人員站在第一線盡力幫病人時，是不是先想清楚「我們為這些病人貢獻了什麼？」目前我們能夠做的，盡量使篩檢和轉介制度達到理想目標，學過科學的人都知道，一直朝向真理去邁進，盡量和真理真相去靠攏，但是很難等於真理。

這讓我想到星雲大師書中所講的一些話：

這是一個一半一半的世界；有白天有晚上，白天一半，黑夜一半；陸地一半，河海一半；好人一半，壞人一半；貧窮一半，富有也一半；你享受了很多人的讚美，你也應該忍受別人的批評。

　　也許在一半一半的世界裡，你喜歡月圓的明亮，就要接受它有黑暗不圓滿的時候。一個好人，不管他做得怎麼好，一半的人讚美，總有另一半的人會毀謗；一個壞人，不管他做得怎麼壞，一半的人不屑理睬，也有另一半的人仍會同情的為他辯解；有廣闊心胸，認識真相便會比較自在。

　　篩檢，就是對疾病觀念的宣導和衛教！

　　努力久了，對時勢所趨的高齡社會來說，不論是社會資源、醫藥支出、照護人力調度、家庭經濟等，都會有撙節上的莫大貢獻。

第一章

AD8
不是篩檢失智症的「考題」

AD8
是個人跟自己過去幾年比
「有改變」才可以納入計分

　　AD8，是在臺灣已經使用好幾年的失智症篩檢工具，當初我從美國聖路易華盛頓大學，阿茲海默氏症研究中心帶回來後，將它翻譯成中文和校正檢定其信度和效度時，發覺這量表雖然可以很簡單的使用，但是由於臺灣人習慣於被考試和被測驗，習慣問人：

　　「今天是哪年？哪月？哪一天？」

　　也習慣於被問：「多少減多少，剩下多少？」因此對於「AD8」這種以功能性評估方式的篩檢，接受度恐怕沒有這麼高，施測的方法，恐怕會被當作是「八題考題」，拿來考篩檢對象，這也是我一直擔心的地方。

　　這幾年來，AD8 在臺灣各縣市都大規模的用來篩檢失智症，在大規模使用之下，有一些縣市的施測方

法不是很正確時，因而造成了該地區的失智症盛行率特別高。有一次在臺灣某個行政區，對該行政區域人口做完篩檢後，發現在該行政區裡的失智症人口盛行率，有 30%- 40%，甚至有些區域高達 47%，但有些地方才 17%- 20%。會造成這麼高的原因，或差別這麼大的原因，我在想可能是使用者，沒有好好的被訓練和接受過正確的說明使用方式，才會造成這個有誤差的結果。

　　這幾年，我一直在想，還是有義務必須把 AD8 量表說清楚講明白：

　　AD8 中的問題，最主要的，不是在問受檢測者「現在有或沒有」，而是在問現在、目前的情形，跟過去幾年至少要「半年以上」相比，有沒有發生改變？

　　我們都知道，失智症診斷的最重要的標準，是病人現在的功能，必須跟以前來比，有退化外、且「影響到日常生活」，才可以診斷是「失智症」。

　　就因為這樣，**AD8** 是在做「個體內的比較」，自己和自己比較下應運而生。所以 **AD8** 是個體跟自己過去幾年比較，有改變才可以納入計分裡。而且 **AD8** 問卷中的案例只是舉例而已，不應該受限於問卷上所舉出的例子。

醫師拋出的問題
要有「探針性」的效果

　　在教學門診時，我常試著問年輕的醫師：「在診間，看到病人進來，怎麼知道他有沒有失智症？」

　　教學醫院裡，教學門診是必備的，教學門診提供了年輕的住院醫師、實習醫師、見習醫師，學習如何看病人。年輕的住院醫師告訴我：「老師你問怎麼看失智症的時候，通常我們會變成問病人或家屬說，他的記憶好不好？」

　　我回答這位住院醫師：「如果你這樣問，在臺灣的門診有 40% 以上的病人，會告訴你說他記憶不好。但實際上我們客觀的去測量病人的記憶之後，病人記憶沒有變差，甚至有些人會告訴你他們記憶不好，但是他日常的生活功能都還正常，這樣一來你面臨這些問題時，如何判斷正常與否？」

　　一般面對病人時，醫師的問診總是想要再多問病人一個問題之後，希望能從這問題得到想得到的答案，來幫助醫療的進行。因此希望能幫忙解決臨床上診斷時，醫師拋出的問題，最好是要有所謂的「探針性」效果出現，能夠讓醫病之間，彼此都能往真相再邁進一步。

　　若是醫師單問病人：「記憶好不好？」

　　差不多得到的回答是：「時好時壞！」

　　這種問法通常不是「探針性」的問題，已經沒有辦法得到答案了，所以通常我們希望病人回答時不是「時好時壞」、「差不多」這類字眼，這一題題目所強調的是持續性的思考和記憶的障礙，特別是「持續性」。

　　失智症的臨床診斷，必須是你現在的認知功能，例如記憶力的退化，跟之前的記憶力相比，是有明顯的下降，而且這個下降「會影響到日常生活」。最重要是「持

續性」，而不是「時好時壞」。

　　鑑別「老化」跟「失智症」最大的差別能力，就是「記憶力的缺損」；老化的病人會抱怨記憶力差，時好時壞很多事情想不起來，但是專心想想之後，或待一會兒回想還能夠想起來。如果是失智症的病人，通常再怎麼想，都很難想得起來的，而且這種記憶缺失是會「持續變化」的。

◎ 造成失智症的危險因子

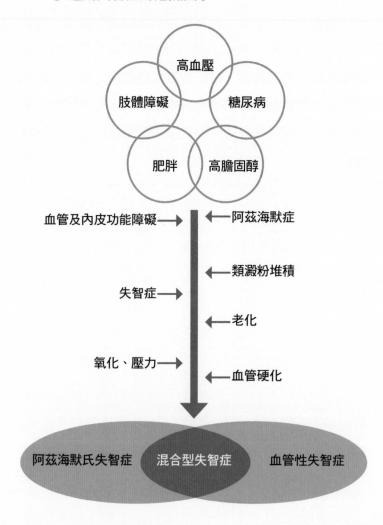

　　目前純粹是只由類澱粉沉積造成的阿茲海默失智症人不是很多，但是就某種程度而言，會有更多的因子使這個疾病惡化得更快，或和這疾病有關。目前在知道的原因裡面從高血壓，糖尿病，肢體運動障礙，肥胖，高膽固醇，都會加速這疾病病程的進行。包括氧化壓力和血管硬化等因素會造成腦部裡面的血流灌注下降，阿茲海默失智症病理組織變化十分的複雜，往往常見的阿茲海默失智症病人裡面或多或少有血管的因素存在，不管是不是中風，血流灌流不足，血管硬化這些都是比較常見的。

沒有「局部神經學症狀」時可以用健保開立「核磁共振腦部檢查」嗎

　　臺灣的健保，在這幾十年來造福了很多的病人，也使很多弱勢族群的朋友們，能夠接受良好的治療，但相對的對醫療產業的衝擊，和社會就醫風氣的改變，是十分值得深思的！

　　由於健保費用高漲，並不是所有民眾做的檢查，健保局都會完全給付的，健保費用的控制、醫師的專業、病人的處境，這三方面巧妙的關係，是需要我們大家審視來找到解決方式的。並不一定是每個人到醫院裡來就要做核磁共振，也不是每個醫院都有核磁共振，一般檢查做完之後也不能保證沒有事，而且做完檢查之後，健保局會不會給付給醫院也未必，因而造成醫師開處方檢查時有不少其他的考量。三方不同考量的結果對病人的影響，長期下是臺灣的福報？還是

醫病間應該所受的承擔？這是我們要記下，再次深思熟慮的！

　　雖然我已經是資深的神經內科醫師，最害怕的是看到一個病人，因為記憶力不好來門診看病，做完神經理學和心理評估檢查之後，告訴他：「這是老化過程，不是失智。」病人卻滿臉狐疑的反過來質疑：「那醫生你可以保證我完全沒有事嗎？我要徹底做核磁共振檢查！」

　　臺灣健保制度，病人第一次來看診，如果沒有局部的神經學症狀時，第一次就開立核磁共振腦部的檢查，有可能面臨到的就是健保的核刪，而會對醫院或醫師罰款，也就是──健保不贊成如此開立「核磁共振腦部的檢查」。

　　臺灣很奇妙，把這種投保者和健保局之間的醫療核准與否，交給醫師去處理，並不是一般保險中，是

由投保人跟保險公司間，互相協調投保內容和事宜，所以當醫師看診時，除了醫療又要面臨非醫療的事務來干擾，遇到病人反問：「你敢保證我沒事嗎？」的要求時，是十分困難應對的，沒有人能夠保證你怎麼樣？但面臨到這種問題是否有較好的辦法呢？該怎麼辦呢？醫師是在盡己所能的為病人著想，但醫師也是一個「人」、不是無所不能的「神」！

　　下午的門診，一位 59 歲的鍾女士來看診，因為她在一個月前，發生記憶力不好、心情不好的症狀，在其他醫院看診看了一個多月之後，情況沒有多大的改善，但是相對的，記憶和心情不好的症狀還是持續存在。我幫她檢查後發現神經學理學上沒有什麼大礙，但臉部似乎有自我感覺偶爾有麻的症狀發生。

　　一般而言，記憶不好如果只是單純地老化而已，應該不會合併其他神經學症狀或心情的障礙，鍾女士也因為暈眩去看耳鼻喉科，醫師幫她安排了耳鼻喉部位的電腦斷層檢查時間。我初步判斷她記憶不好還不至於到失智症的地步，病人情緒上的憂鬱，在沒有其他讓她煩惱的事件和因素下，憂鬱的原因是我比較疑

問的；事出必有因，病人為何有情緒上的憂鬱？若單純輕微的記憶不好，是比較不會有持續性的情緒障礙，越是找不到誘因的情緒障礙，越是要小心以對。

令醫師困擾的問題浮現了，家屬質疑：「你能一直保證我們都沒事嗎？」我再跟家屬說明一次：「目前的醫療制度下，既然已安排做了電腦斷層，等做完電腦斷層再看看有什麼問題。」當電腦斷層一做完，這個病人已經到其他地方去看診，醫師發現什麼大礙，請鍾女士還是回神經科門診繼續追蹤。

當鍾女士來回診，仔細看了她的腦電腦斷層，發現右邊的小腦和腦幹部分，似乎和左邊比起來不太對稱，我認為這是有問題的，而且兩邊斷層顯示出來的組織密度不太一樣。我告訴家屬：「建議進一步住院做檢查。」這一講，氣氛瞬間凝結，家屬似乎也嗅到不安心的氣氛。

「我認為這現象沒這麼單純，在橋腦附近的病灶，會使病人記憶不好、也會使情緒變差，因為這裡牽涉到中樞神經系統的內分泌和重要的認知功能路徑，跟病人的情緒和記憶是有相關。」聽我一說，他們似乎意

識到什麼事情發生了，我建議住院使用核磁共振，在顯影劑下觀察，會比較方便和清楚一點，當天病人就入院了。在懷疑腦部有轉移性的腫瘤下，為了幫病人找原發性的腫瘤位置在哪？也檢查了癌症指數，結果是癌症指數都在正常範圍之內。

一般有經驗的醫師大概都知道
現在癌症指數指標，並不是十分精確

除了特別是大腸癌和肝癌的癌症指數之外，其他的癌症指標，並沒有十分準確得到相對應的癌症。我告訴家屬：「目前癌症指標正常，但是我還是沒有辦法確定她腦部裡的疑似腫瘤組織是什麼！」

腦部核磁共振一做完，病人急著想出院，要求到門診看報告，我答應了他們的要求，因為病人現在整體的狀況還好，不需要去緊急處理，局部的神經學症狀並不明顯。

隔周家屬和病人來門診看報告，其實在病人剛出院我就看了她的核磁共振檢查結果，確定了腦部裡面不是只有一顆，至少有五顆以上的異常，顯影組織在

腦部的兩側，小腦大腦和腦幹都有，應該不是大腦裡原發性腫瘤；一般大腦原發性的腫瘤，很少有一次這麼多顆發生的。當一次有這麼多顆的腫瘤時，轉移性的腫瘤機會較大，雖然心中有這樣的想法，我還是不敢一五一十的告訴病人跟家屬。

當病人跟家屬進來診間，我問病人有沒有什麼新狀況發生？病人說：「好像心情有好一點，記憶也有一些進步，血壓目前也控制得正常。」我先跟病人說沒有關係，請她先到外面等一下。

經驗告訴我，很多家屬特別是對年長的病人，家屬通常不想讓病人馬上知道腦部有腫瘤這種事，因打擊很大，但通常病人被要求到外面等待，家屬就在診間裡跟醫師對談時，病人自己心中也會有所疑問，是否有什麼麻煩問題出現了？

診間中只剩下病人的先生和女兒，在我跟他們解釋完核磁共振結果，轉瞬之間態度有非常大的變化，他們接下來面臨到的是恐慌，直問我怎麼辦？通常腦部有這麼多的腫瘤要處理，實在是很不容易，病人年紀又不是很大的情況下，要不要開刀或進一步的積極

治療？這些都是考慮的重點之一。

　　我可以感受到家屬那種壓力，原本以為是簡單的老化而已，怎麼變出有腦部腫瘤，這使得原本認為稀鬆平常沒有什麼事情的先生，變了臉色。我告訴家屬先前的一個多月這種症狀，說實在的是很難診斷出來有腦部腫瘤的，在目前醫療環境之下，今天要不是這個病人有稍微的其他症狀和情緒障礙，才會去評估和做進一步的檢查。在其他族群裡，若只是輕微記憶衰退，我不知道是不是有其他問題？是不是有辦法能百分之百的保證，你都沒事！有時候你會發現，原本以為稀鬆平常的事，原本以為很容易解決的事，到頭來卻是最痛苦也最艱辛的……

　　一個人如果只是老化而已，通常比較不會有特別的憂鬱或合併其他症狀發生，這也讓我想起如果沒有特別原因引起的憂鬱症狀，在檢查完內分泌系統和心理諮詢後，都還是正常時，也沒找到確定的原因，腦部的進一

步檢查我認為還是需要的。醫學是要診斷和找出病因的，而不是只是症狀治療！我們沒有辦法去排除有什麼事情會發生？特別是上了年紀的人，有合併其他症狀後的情緒障礙，要特別小心！

「到底是不是失智症？」引起的兄弟鬩牆

中午，秘書拿了一份法院寄過來的公文，希望查證一位病人在民國 99 年時，診斷是失智症，但後來，他的兩個兒子因為父親是失智症，因而造成財產分配有一些不清楚和不公平的情況，而使兄弟之間走上法院，分到財產較少的一方告較多的一方：父親是在失智症的情況下處分財產，行為或判斷力有偏差，所以分到財產較少的一方提出告訴，希望財產分配不成立，因為父親是失智症。分到財產較多的一方也提出告訴，告分到財產較少的一方偽造文書，因為他父親沒有失智症，財產的分配是合理的！

這種情形在醫師當久了後，常會看到因為遺產分配而形成的「兄弟鬩牆」，原本好好的一家人，因為錢

和家產而失和。原本家庭經濟狀況不錯，可以好好照顧父母親，卻因患失智症了，而被質疑行為或判斷力有偏差。更不樂見的是，在子女覬覦雙親多年努力的資產下，因而質疑失智雙親判斷力有問題，會使財產分配不公，甚至對簿公堂。

失智症，因為兩兄弟的「需求」不一樣，有了「希望」和「不希望」雙親得到失智症的想法；但是最重要的：沒有人去管真相是什麼，沒有人去真正照顧失智的雙親。

令我扼腕的是：病人家屬分到財產較多的一方，竟然去法院告分到財產較少的一方是「偽造文書」，說爸爸並沒有失智症，因為他回到家後把跟爸爸的談話錄音存了起來，甚至跟蹤父親，看他還可以被外勞推到公園去下棋，因此向法院提出兄弟偽造文書的訴訟。法官發函來醫院請教醫師，詢問失智症病人相關的一些問題，如果真的是失智症，怎麼會對答談話正常？日常談話還可以講得出來？還可以到公園下棋呢？

看多了這類法院公文，心中有很深的感慨，除了

失智症被很多人誤解之外，也感嘆原本是一起成長的
親兄弟為錢而翻臉。錢少固然生活拮据，錢多也不見
得好到哪去，法院來函詢問失智症的病人可以去下棋
嗎？真有能力下棋嗎？我於是發函告訴法院：

　　失智症在極早期、輕度、中度、重度的各種不同程
度之間，生活表現是有差別的，因失智症而受損的認知
功能，在早期、甚至在輕度時，在家屬或其他照顧者照
顧得不錯之下，一些較不複雜行為能力還是可以表現得
出來。而不是說得到失智症後，什麼都沒辦法做；所以
早期或輕度失智症的病人能不能下棋？也許可以下棋，
但不一定下得好。

　　相似的問題，有人問我失智症的病人會打麻將
嗎？失智症的病人也不一定不能打麻將或撲克牌，就
是玩的時候技巧變差了。
　　我想給很多人一個正確觀念：

　　被診斷是失智症後，其實病人還有其功能存在的，失智症的病人並不是什麼都不會做。喪失功能與否，會因病程的嚴重度而有差別。

　　就一個醫生而言，痛心的不只失智症的不被了解，更痛心的是家屬因為這樣子而對簿公堂，這讓我想到有一次我們一群醫護人員和星雲大師座談，大師跟我們講了一個現實狀況：「在兒童醫院裡有很多孝順的父母，但是在老人醫院或老人門診，卻看不到孝順的兒女。」星雲大師接著又說：「父母在我們小時候像籃球，兄弟姐妹間搶來搶去，父母年紀漸漸大了之後就變躲避球，大家閃過來閃過去，年紀更大的時候父母就變成足球，在子女之間被踢來踢去！」

　　這段話真的讓我有很大的感慨，我們小時候，父母拉拔長大，但是父母老了我們也能夠將心比心照顧嗎？這個就是人生百態吧？當我看到家屬間發生這些事時，往往會對人間生命，更有深層的體悟！

為了功能，維持患者所熱衷的事很重要

　　在失智症早期，患者可能會對以往感興趣的活動

興致缺缺，如何維持患者所熱衷的事很重要，透過交流或一點點改變，都可能可以幫助維持。例如比起參加大型活動，小型的聚會、社交，可能會更有幫助。在失智症的進展中，需要調整患者活動的模式，考慮活動的時間點，可以參考下面的建議：

保持病人原本的技能與興趣

持續維持原有的興趣，可以根據目前的能力做調整，例如失智的患者可能可以彈一些以前學的簡單歌曲，並且讓這些技能融合到日常生活中練習。

請特別關注病患個人的喜好

當病人看起來開心、焦慮，或容易分心易怒時，請特別注意這些細節，有些人喜歡看運動比賽，也有人會因噪音或腳步聲受驚。

將個人自主的行動納入行程

病人是否會有些自主的習慣，例如在晚餐前布置好餐桌，或清晨時掃地等，如果有這種小習慣，可以

把它當成每天的日常活動之一。

時常注意病人的身體狀況

是否容易感到疲累，聽力、視覺不好，或居家布置改變、或生活環境遷徙，有適應上的問題。

專注於享受事情的樂趣，而不是達成某項成就

尋找病人擅長且有天分的活動，使他的能力不要喪失太快。一位原本是專業的藝術家，可能會對作品質量下降而感到沮喪；但業餘愛好者，則會享受這項新的活動。

鼓勵參與日常生活

參與日常活動，可以讓病人覺得是家庭中重要的成員，像是布置餐桌等，可以為他們提供成就感。

活動可以跟病人之前的工作相關

辦公室工作者可能會喜歡有組織性的活動，反之，農夫或園丁，可能喜歡在院子裡的活動，這要依他們

過去的生活背景而定。

讓病人做喜愛的事

例如喜歡看報紙喝咖啡的人，就算可能無法完全理解報紙的內容也沒關係，起碼還是喜歡這項活動；維護病人的活動力，就是維持他的能力。

病理切片和組織檢查
能診斷失智症嗎

　　幾乎所有的疾病，在醫學上如果要確定診斷，做病理切片和組織檢查是必須的。有很多時候，特別是受到高教育程度的家屬，或年輕醫師問我：「楊醫師，你們是不是能夠確定診斷失智症？可以做一個切片，告訴我們說這個病人究竟是不是阿茲海默氏失智症？這樣有病理上的切片確診，是不是比一般臨床上的診斷準確一點？」

　　通常聽到這個問題，我也會很仔細的做解釋，阿茲海默式失智症，目前至少在病理學上的標準有四套標準，我想說的是，當一個東西有四套標準時，那就是「沒有一個可以被完全接受的標準」。另一個重點是，不管是什麼標準，要確診失智症，畢竟必須去計算病人大腦內這個部位的斑塊或神經纖維糾結的數目有多

少？大小分布密度如何？所以要做切片檢查時要切哪個部分？要切幾塊腦組織？

　　正因如此，當要確診是阿茲海默失智症的時候，只有做死後的大腦解剖，把大腦取出來之後，按照病理診斷標準的規定，按照秩序，去計算每一個不同區域的大腦皮層有多少斑塊？多少個神經纖維糾結？這樣仔細算過之後，才可以確定診斷是阿茲海默氏失智症。這個觀念我希望一般人能夠建立起來，至少是「身為醫師」都要知道！

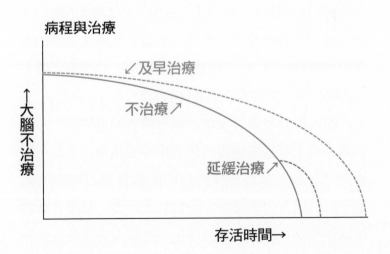

　　失智症的變化，從較早期細胞上的變化開始，到血液中的變化，異常蛋白質慢慢產生，逐漸在腦部累積，這是一個連續且沒有中斷的事情，所以在病程上如果看到病人臨床上生病變化，其實是腦部異常蛋白質累積數量夠多、夠嚴重了，才會有這樣的表現出來。所以一旦臨床上的異常程度產生，事實上腦部組織早有大量的變化。

　　目前失智症的治療「及早治療」效果較好，如果不及早治療，退化的速度當然比較快，病人生活的品質也會比較差。另一個重要且不可忽略的是，如果是失智症的診斷出來，沒有馬上就醫、拖了幾年再治療，雖然後來是有治療會有改善，但還是比不上及早治療來得效果好，所以有時候治療這件事，也是會「輸在起跑點」的，要治療就請盡快吧！

　　在我們曾發表過及早治療有最大助益的研究，可以看到病人若是極輕度的失智症接受治療，效果可以維持四年多，都是在極輕度的範圍裡沒有明顯的退化。但是病人如果是中度失智時來治療，頂多大概維持兩年半左右的時間沒有退步。而輕度失智病人如果

及早治療，可以維持到三年多左右的時間沒有退步。
這研究發表出來後，給大家有一個很正確、客觀的訊
息：及早治療的效果，對病人來講是最好的。

大體解剖

由於我擔任的是學士後醫學系的副系主任，負責
學士後醫學系學生的教學課程及課程的整合，課程中
有大體解剖這一堂課。

大體解剖對醫學系或學士後醫學系的學生很重要，
也是課業負擔很重的一門課，我們很感謝有這些大體
老師的奉獻跟家屬的支持，整個醫學教育才有辦法持
續學習。這些大體老師的背後通常有很多感人的故事，
當新學期開始，我主持大體老師啟用儀式，我上台代
表學系和帶領學生跟家屬向大體老師致上最崇高敬意，
有了大體老師，醫學生才有機會能蛻變至醫師。

大體老師啟用的儀式中，依照慣例，我們替家屬
再辦了一次告別式，啟用之前學生們也訪視家屬，了
解大體老師們，這樣子的了解讓學生更懂得珍惜大體
老師的付出及生平事蹟。在啟用儀式中的告別式，要

家屬再次掀開屍袋去瞻仰大體老師的儀容時，我看到家屬心中的那份悲痛與不捨，很多家屬或淚流不止、或掩面哭泣，生離死別之痛令人椎心……

　　當病人生前答應成為大體老師，家屬也略感欣慰，但親人生離死別的痛苦，還是在這場啟用儀式中再次承受。主持儀式完，我告訴負責大體解剖的小組老師，希望取消第二次家屬親眼去面對病人的那種痛苦，家屬在大體啟用儀式不必再打開屍袋。

　　大體老師的無私奉獻，我們很敬佩，能夠讓家屬避免第二次的煎熬跟痛苦，至少是我們可以做到的！由於現在觀念的開放，所以大體老師數量才漸漸的多起來，回想當初我剛當醫學生時，是大二上大體解剖課，由於大體老師數目較少，我們必須20幾個人共用一位大體老師，但是那種初次面對屍體的衝擊，我現今記憶猶新。

　　在大二上大體解剖課時，我們被分配到福馬林的屍槽裡面，去把大體老師從福馬林屍槽中搬出來，那時候發現人死後的屍體怎麼這麼重？因為屍體已經吸收福馬林，變得非常沉重，搬出來之後再抬到解剖台

上，有其他分組同學去清洗大體。當初第一次碰觸大
體時的衝擊，當下的震撼，甚至讓我不想再當醫生，
後來面對死亡的經驗逐漸增多，生離死別的事也見多
了，也許變得麻痺；但與其說麻痺，倒不如說是對死
亡逐漸了解，而不再驚嚇，也開啟了一扇學習的窗。

從嚴重度評估量表
預測失智症的存活時間

　　雖然現在的現代醫學是以西方醫學為主，但是在西方醫學世界裡，當醫生當久了之後，總會發現有一股大自然的力量冥冥之中在運行，生命的交替，是沒有辦法讓人躲避的。

　　這不是迷信，有時候總會有自己有感覺和體會發現，在時間交替的過程裡，特別在農曆過年前夕，在加護病房中或一般病房中，會發現一些重症病人或是生病長期臥床的病人，約略多是在農曆除夕過年前去世。在醫學上無法正確預知，不知道是不是所謂的「時間到了」就應該要離開了，西方醫學沒有特別的定論和研究；但在冥冥之中，就是有這樣的事情會發生，年節的前夕，就是有一些病人會離世。

　　秋天在五行裡屬「金」，有點收斂肅殺的氣息，所

以古時候有「秋決」的講法，但最近的秋天，也許是我自己敏感，在最近的門診裡或是家屬、照顧者培訓課程中，有不少人問我：「失智症的病人能夠活多久？」問我的家屬中，有好幾個老病人，我已經看了他們七八年以上的診，目前已經屬於中度至重度的失智症，陪他們來看病的配偶或兒女，疲憊不堪。由於已經是中重度了，所以幾乎是臥床和插胃管餵食，不管照顧者是配偶或兒女，家屬照顧者照顧的時間久了之後，大多會問：「病人還能夠活多久？」

我會告訴他們，失智症平均從診斷出來之後到死亡，大概 7-12 年的時間，美國總統雷根是一個很好的例子，他活了 11 年又三個月。接著家屬會問：「那死亡的原因是失智症嗎？」死亡的原因就很多了，從意外事件到感染等都會發生都有可能。

為什麼會有 12 年與 7 年的差別

不同嚴重度失智症，對藥物治療的療效

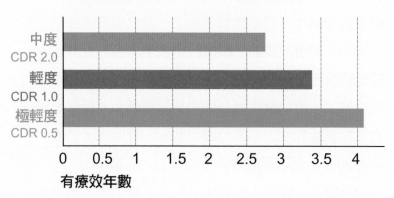

我們過去曾發表過「極輕度失智症及早治療有最大助益」的研究，知道如果病人是極輕度的失智症，他的治療效果可以維持四年多，都是在極輕度的範圍裡沒有明顯退化，但是病人如果是晚到中度的時候來治療，頂多大概維持兩年半左右的時間沒有退步，病人如果是輕度的時候來治療，可以維持到三年多左右的時間沒有退步，這個研究的發表主要在給大家很正確與客觀的訊息：及早治療的效果對病人來講是最好

的。

　　很多人會追問：「為什麼會有12年與7年的差別？」因為取決於「對病人的照顧」，當病人嚴重時，得不到好的照顧，發炎、感染了，不積極治療，很快就會離世。相對的，如果能好好的接受治療，也許生存的時間會延長些，但送君千里終須一別，我有時候告訴家屬：「這是大自然運作的道理，每個人都得選擇一個方式離開這個人世間。」但在這個在世的過程，是不是能走得安詳？時候到了，是不是能夠放得下？這取決於大家的智慧。

　　在我們先前的研究裡，曾經去探討什麼樣的方式會預測病人是不是能夠活下去？或是什麼樣的指標可以告訴我們病人還能夠活多久？在研究中發現，世界各國的研究方法很多，很難得有一個統一的標準和方式，或是有一個量表出來預測，但是比較明顯的是：當看到嚴重的失智症病人，飲食量下降，食物都不想吃的時候，其實已經直接或間接暗示他來日不多了。到目前為止，這是一個重要指標，在「六個月的死亡率」預期研究中，各種研究指出的因素不盡相同，營養狀

態和飲食是目前為止被認為是較有相關的參考。

　　在失智症後期，失智症患者因併發症經常住院，常
會經歷繁瑣且侵入性的醫療干預，包括各項檢查治療、
行動限制、約束與不甚完善的醫療照護。

　　末期失智症患者面對死亡時，由於疾病的關係，較
不會主動表達生理和精神上的需求，對醫護人員或照顧
者而言，由於無法或困難辨識末期失智症的表徵，因而
會影響失智症患者生命晚期的照護。更甚者，由於和病
人的溝通困難而無法得到是否希望不積極介入治療的指
示，導致失智症患者末期的照護需求被忽視。

　　失智症的患者所需的複雜治療和社會支持，不是
一般傳統的安寧療護能夠提供的。失智症晚期照護十
分困難，是由於失智症的特徵，是長期、且持續惡化
的過程，臨床上難加以判定。目前世界各國研究尚未
十分有效預測，且由目前的研究所收集的資料來看，

尚有不少侷限之處，需要非常小心去判讀。

失智症患者的死亡預測

由於失智症患者的病情嚴重度分期較難定義，目前的資料只能作為參考：例如：AHOPE (Alzheimer's-Hospice Placement Evaluation Scale) 量表，量測 9 個症狀嚴重程度：

1、意識清醒程度？

2、是否有視線交接？

3、說話程度？

4、肌肉的靈活性？

5、吞嚥能力？

6、下床活動的程度？

7、食物的攝取？

8、液體的攝入量？

9、體重變化？

每個症狀以 1-4 分表示，總分在 9-36 分之間，分數越高，表示狀況日益嚴重；目前以分數大於 22 分，對 6 個月的死亡率預測性較高。

　　每當我和病人及家屬談論到生死時，特別是攜手來看診的老夫妻，為將失去另一半而愁容滿面，讓我想到唐宋古文八大家之一的蘇軾為他的亡妻所寫〈江城子〉：

　　十年生死兩茫茫，不思量，自難忘。
　　千里孤墳，無處話淒涼。
　　縱使相逢應不識，塵滿面，鬢如霜。
　　夜來幽夢忽還鄉，小軒窗，正梳妝。
　　相顧無言，唯有淚千行。
　　料得年年斷腸處，明月夜，短松岡。

　　每當我讀這闋詞，想到蘇軾對他們夫妻間情感的生死不渝，也常見於病人和親屬的身上，只是沒有另一個蘇東坡，再填一闋這般扣人心弦的詞出來了……

第二章

AD8-1
判斷力的問題

日常生活中若常出錯
便是判斷力發生問題

以 AD8 的第一題來說，是在問病人最近判斷能力是否有改變？可是從門診裡與病患或家屬的互動，我總覺得，民眾對「什麼叫做判斷力？」可能很難理解。譬如我問病人兒子：「老人家的判斷力有沒有改變？」家屬通常會愣一下，有的人甚至會問我：「什麼是判斷力？」

什麼是「判斷力」

這時我會換個角度問：「你覺得父親在處理事情，或做事情的能力有沒有改變？他現在，就目前生活裡，有沒有什麼是以前做對的，而現在做錯、或做得不適當的？」

這時家屬就會知道該如何回答：「父親現在很奇

怪，以前家裡的水電壞掉時，會叫做水電的大伯或是我去修理，現在不是了，現在是叫我妹說去把水龍頭修一修，所以這是不是判斷力出問題？」

這當然是判斷力出現問題！

又比方，有病人女兒很困惑的問：「我過生日，爸爸送整套的 DIY 工具箱給我，可是我從小對 DIY 沒興趣、也一竅不通。」

「我媽明明買的是『莒光號』的車票，卻跑去搭乘『自強號』，還跟站務人員拗了很久。」身為病人兒子，想不通媽媽怎麼會變這樣？

這些日常生活中的事，若常出錯，便是判斷力發生問題；因為判斷力是我們大腦接收所有訊息後，再經由大腦運作處理，對這一事件所做出來的反應。

前幾天，病房護理長緊張的告訴我：「我爸昨天，竟然特地拿了兩支榔頭給我，還很嚴肅的交代要收好，這兩支榔頭上班時，妳可以用得到。」這也是判斷力異常所呈現的問題。所以判斷力，是可以從一般日常生活的反應中表現出來，這些反應的綜合結果，就是判斷力。

判斷力也許很抽象，可是當靜下來想一想，每天都會有很多事情需要判斷力來執行，例如等下出門去哪？該穿什麼樣的衣服？或者只是出門就近買樣東西，不用正式的穿著打扮；或是在外吃飯要付錢，錢付對或付錯，也是判斷力的一種。

　　額葉幫助我們解讀、判斷和行為的決定。越是需要理解他人的態度、情緒、行為等思維能力時，額葉就顯得格外重要。額葉皮質在大腦結構中的地位特殊，因此對壓力非常敏感；是最高度演化的腦區，佔據了大約三分之一的大腦皮質，在人腦中所佔比例高於其他靈長類。

　　額葉是人類在演化上跟動物最大不同差別之一，額葉佔整個大腦的比率很大，可以說是我們所有行為思考與對外表達的總司令，原始的行為在這裡被後天的學習所修飾。但退化時，後天學習的修飾機制消失

後，原始行為便表現出來。額葉的變化大小在人類演化過程裡是最為發達的皮質之一。

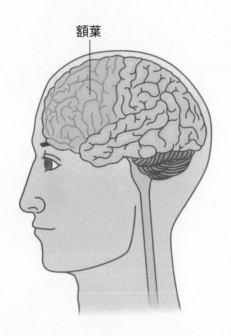

額葉

　　人類的腦袋和猴子、猩猩的腦袋比較，最大的不同在於腦容量的增加，其中又以額葉增加最多。額葉皮質成熟的速度比其他腦區慢，到了 20 歲後才會發育完全；很多人格違常的病人，多在此區域有所障礙。

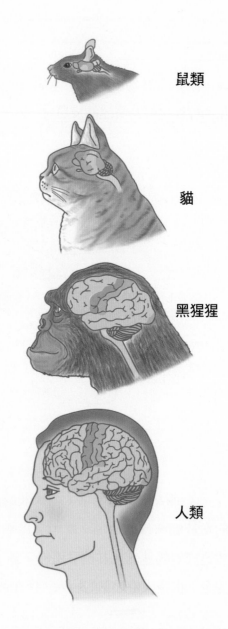

大腦皮層區與
大腦功能的運作

■ 運動區
■ 感覺區
■ 聯合皮層區

鼠類

貓

黑猩猩

人類

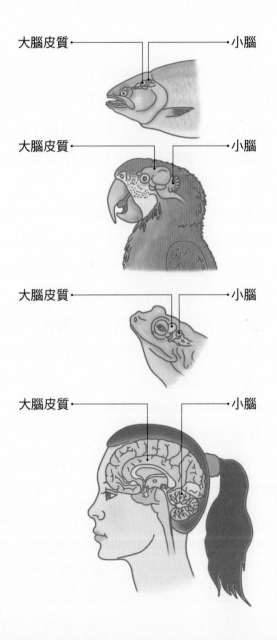

大腦皮質　　　小腦

大腦皮質　　　小腦

大腦皮質　　　小腦

大腦皮質　　　小腦

　　從生物演化的觀點來看，越基本的生物所要的，是能夠正常的飲食和維持生命不要被掠食者吃掉，所以大腦和小腦的大小相較之下，小腦系統是為了協調動作平衡，在越原始的動物裡，相較於大腦皮質比例和高等動物比較，相對體積是比較大的。

　　所以在魚類鳥類這些比較原始的動物中，相較於人類大腦皮質比較不那麼發達，但是相對小腦皮質等比較大。但是隨著物種的演化，從黑猩猩甚至到人類時，人類需要的是高等的思考、感情情緒，及判斷力等功能，所以相對上大腦皮質更大而且更為發達了。

　　從動物的需求來看，最原始的動物表達反應其實是很基本的，有制約反應，給牠什麼刺激，久了之後相同的刺激就會有相同的反應。基本上，低階動物的運動皮質區、感覺皮質區的大小，聯合皮質區的大小，相差不大，但是越高等的人情緒和思考會越複雜，內心世界也越複雜。

　　也許不該說成是「心機很重」，這些內心世界的複雜性變化，是為了協調整合外界的刺激而因應產生。整合皮質區會整合所有感覺系統輸入的訊息，包括人

的基本感覺：觸覺、壓覺、溫度，或痛覺，也包含甚至別人對你的讚美、批評、毀謗等。這些所有的輸入，都必須在大腦裡整合出來之後，再藉由運動皮質區表現出來，才會有合適的行為表現。

　　所以就某種程度而言，越高級生物的整合皮質區越發達，因為要顧及的層面越來越多，所需思考的更廣，所以整合皮質區的大小，會比運動皮質區或感覺皮質區所佔的比率，也會因為演化更高等而變大。我想一般動物較簡單，對牠好牠就對你好，對牠不友善牠也不友善。動物的心機和思考，沒有人類那麼大，這可以在演化上大腦不同皮質區的大小可以看出來，這也是一種演化上的特色。

病人通常不會
用貪心來表現判斷力異常

　　最近從新聞媒體報導中，得知總有老先生或老太太，被金光黨或詐騙集團矇騙上當的事。

　　有位詐騙集團成員拿一包為數不少的金戒指，上頭覆蓋泥土的污漬，這位詐騙集團成員告訴老人家說：「這是在工地中挖到的，因為急著要趕回家，我可以用很低的價錢，賣給妳好不好？」老人家想說真好，一包便宜的黃金戒指，可大賺一筆，因此就拿了一筆私房錢跟他買了。買了之後老人家興沖沖的拿到銀樓去鑑定，才知道是「鍍金的鐵」，才知道被騙了，你會認為老太太是不是得失智症了呢？

　　有時候這類被騙的老人家屬，會在門診問我：「如果是正常人，怎麼會連想都不多想一下就輕易被騙，這是不是失智症？」

貪心和自制力不足所引起的判斷力失常

　　社會上這樣被詐騙的事時常發生，而且不是只有少數個案，社會新聞曾報導，詐騙集團拿著一包看似價值很高的古玩、古鈔，或是外幣，主動挑上被害者，這些類似的事情在社會上層出不窮，不知情的人就被騙了，但這是不是「判斷力」的問題呢？

　　因為貪心和自制力不足，所引起的判斷力失常，這當然是判斷力的問題，不過這不是失智症退化所引起的，這個是由於貪心和自制能力不足，因此和失智症退化較不相關。對失智症所引起的判斷力異常，通常必須和先前相較之下，是否有改變，這點是 **AD8** 施測時的精髓──前後相比下的改變！

　　病人通常不會用貪心來表現他的判斷力異常，達到他的目的，失智症異常的判斷力，是由於大腦收集各方面資訊的能力已經下降，或許收集有誤或障礙，收集之

後沒有辦法做正常的判斷，因此表現出來的會有誤，但通常都不是「貪心」或「佔別人便宜」。

　　有位病人家屬告訴我，他父親一般會用熱開水沖泡奶粉，因為這樣才能溶解，但是有天發現，最近他爸爸早上起來泡奶粉時，不像以前用熱水，而是直接用冷水泡完後就喝下去，儘管奶粉都結塊難溶解。像這樣跟之前相較之下，確實是異常的、有改變的，才是失智症所引起的判斷力障礙。

　　詐騙集團利用人性的貪婪念頭，讓人想去贏、或多賺到、或受騙上當，似乎認為比他們老弱、比他們貪心、看似頭腦不清楚的人、一心想佔便宜的人，就是他們的首選對象。這些詐騙集團的狡猾更高明，屢見不鮮的「仙人跳」、「金光黨」碰上了都難逃人財兩失。雖說受害者或是被騙者，自身的判斷力有問題，但是這樣的判斷能力問題，跟失智症是沒有相關的。請別誤以為這是失智症病人的判斷能力障礙，而是人性中，無法管控自我內心的貪念，所造成個人的判斷力的障礙。

第三章

AD8-2
對活動和嗜好的興趣下降

知道功能不好了
導致不想出門

　　有家屬帶老父親來看門診，跟我說：「爸爸早上起來吃完早餐就躺著打瞌睡，打瞌睡完看一下電視，中午吃個飯後再睡個午覺，午覺起來三四點，也許到前面的走廊或小公園坐坐，然後六點多或七點多吃晚餐，吃完之後再打個瞌睡，到九點或十點多就去睡覺，順利的話早上八九點起來，半夜會起來上廁所幾次。」這是一般常見老年人的生活，也是他父親過的生活，聽來正常。

　　「原本他會想去外面跟別人聊天，出去走一走，現在都不想出去了，是不是得到了憂鬱症？」家屬擔心的問。

　　「這情形當然不是憂鬱症。」

　　「那他為什麼不想外出？」

　　我故意問病人，順便衛教家屬：「為什麼你不出去走一走了呢？」

　　「也沒什麼事情，所以不想出去。」這樣的答案，通常是失智症病人簡單地回答。

　　因為在退化的過程裡，神經細胞和神經細胞之間的連結會越來越少，原本病人有想做的事情，由於神經細胞間的連結越來越少，因此沒有辦法把這些新的事件，和自己的想法連結後再去執行。所以就某種程度而言，病人就無法再執行較複雜的行為，就不想外出了。病人對外界的東西沒有興趣，除了這原因外，另外一種要考慮的，是他已經沒有能力做這些了。

「鼓勵、陪伴」是最好的幫忙方式

　　我有些高社經地位的病人，是教授或很資深的高階主管，面對這些失智症病人，我就問他：「你為什麼

不想出去了？」

　　他們告訴我：「原本很會講很專業的理論，會做很好的計劃報告，現在出去沒辦法再有所表現了，擔心會被別人笑，所以不想外出了。」

　　就某種程度而言，失智症的病人不想外出，有些是因為自覺能力喪失或退化，沒有辦法表現出如往昔的水準，多少有點惆悵，這也是造成病人不想外出的原因之一。如果遇到這樣的病人，「鼓勵、陪伴」是最好的方式，我們應該靜下來想一想，分析病人不想出去的原因是什麼？是因為根本沒有這種起心動念？或是因為自己能力不再，因而害怕被別人取笑而無法出去？如果是這情形，要嘗試趕快建立動機與機制，幫忙病人走出去！

　　原本可以從事的事情沒有興趣再做，但是這一定要排除是憂鬱症引起的症狀，病人會如此，有很大的因素是認知功能不好，而導致不想出去，或無法勝任這些原本的活動而不再出去。

憂鬱症的診斷標準

　　憂鬱症的臨床診斷，到目前為止，沒有一項是靠抽血就可以斷定是否有憂鬱症。使用的憂鬱症評估的原則，幾乎每天的大部分時間都會有以下 5 個或 5 個以上症狀，且持續最少兩周：

　　1、常感到情緒低落、沮喪或失望。

　　2、對日常活動失去興趣或樂趣。

　　3、體重顯著減輕或增加。

　　4、失眠或睡眠過度。

　　5、精神運動激昂或遲滯。

　　6、疲勞或缺乏活力。

　　7、無價值感，或過度不適當的罪惡感。

　　8、精神不集中，注意力減退。

　　9、反覆的想到死亡、或有自殺的念頭。

符合的有可能是憂鬱症，憂鬱症和失智症的診斷，是不簡單的事，要有專業醫師的判斷較為準確。

意識與智能

一個人要意識清楚，才會有智能狀態；但是一個人要意識清楚或是醒覺，最起碼必須腦幹的功能是正常的，而且大腦皮質功能正常發揮，才有辦法清晰地與他人溝通互動。植物人只剩下腦幹的功能，大腦皮質功能缺乏，因此對外界的認知並不是很清楚。所以要去評估「大腦認知功能」，要先確認「意識要能夠清醒」，才能夠了解外界的刺激，並對刺激能夠適當的反應，這都是需要完整的腦幹清醒功能，和大腦的認知功能。

昏迷指數，代表的是意識狀況而不是智能

很多人對昏迷指數的內涵還不是很清楚，昏迷指數的評估分：眼睛對命令的反應、語言交談的反應、運動系統反應；正常人的昏迷指數是滿分 15 分，程度最嚴重者的昏迷指數 3 分，不可能再低。

眼睛對命令的反應可以從 1-4 分

4 分：病人自然睜眼（spontaneous）

3 分：對病人呼喚會睜眼（to call）

2 分：有刺激或痛楚會睜眼（to pain）

1 分：對於刺激無反應（none）

語言交談的反應方面，分為 5 分

5 分：說話有條理，對問題回答正確（oriented）。

4 分：可應答，但有答非所問的情形，對問題回答不正確（confused）。

3 分：可說出簡單的字句（inappropriate words）。

2 分：僅有發出無意義的聲音（unintelligible sounds）。

1 分：無任何反應（none）。

運動系統反應，分為 6 分

6 分：可依指令正確動作（obey commands）。

5 分：施以刺激時，可定位出位置（localize）。

4 分：對疼痛刺激有反應，肢體會回縮（withdrawal）。

3 分：去大腦僵直姿勢（decorticate flexion）。

2 分：去小腦僵直姿勢（decerebrate extension）。

1 分：無任何反應（no response）。

　　昏迷指數裡面最特別有象徵意義的是運動系統反應，評估指數裡面 5 分和 4 分是一個很重要的分水嶺，代表這個腦部正確的迴路受損甚大。3 分的大腦僵直姿勢和 2 分的小腦僵直姿勢是很特殊的，代表整個大腦功能甚至到腦幹的功能是有嚴重受損的。

◎ 昏迷指數3分的去大腦僵直姿勢
　（大腦皮質功能受損）

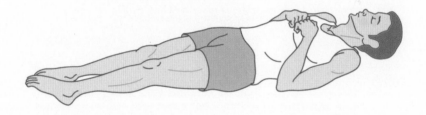

◎ 昏迷指數2分的去小腦僵直姿勢
　（腦幹功能受損）

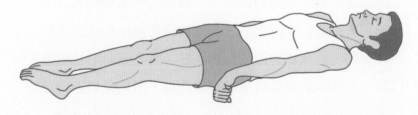

昏迷指數滿分，代表這個人是意識清醒，雖然是醒著，但有沒有大腦的認知功能？那就是另外一回事了。退化性疾病的病人，昏迷指數當然是可以滿分的，但是他大腦的認知功能確實退化。

在加護病房裡，常面臨死亡拉鋸戰，當病人昏迷指數最低３分時，要評估一個人是否死亡？說實在的確實不是很容易。醫院內部各科間的醫療照會不少，一般而言，我們神經科的照會服務量實在很大，一天內需要看幾十個照會的病人，且病人分布全院各科，如果有神經科相關疾病，其他科沒有辦法解決或需要討論的，通常就會啟動照會系統，會發照會單給神經科。先前由於我是負責神經科照會，所以我們必須帶著年輕的住院醫師、總醫師，一起去看照會順便教學。

有天，我接到一張緊急照會單，照會單是來自於內科加護病房，一般照會單會先到總醫師的手上，總

醫師會來和主治醫師討論後一起看照會，有時照會單
的內容會讓你很生氣，因為「連這樣也不會處理？」
會讓人氣結，有時會私底下唸對方幾句，特別是當很累
很累的時候，手上有很多照會單，又接到很奇怪的問
題。

　　這一天，總醫師把一張從內科加護病房發出來的
照會單拿給我，乍看之下有點生氣，因為要求我們去
幫看一位病人是否已經死亡？心中起了很大的疑惑：
「當一個醫師，連死亡都不會看？還叫人去幫你看病人
有沒有死亡？」

要判斷一個病人死亡不是那麼簡單

　　事後沉住氣，仔細想一想，跟年輕醫師們解釋：
「你看看，要判斷一個病人死亡不是那麼簡單，也許你
會說，病人沒有血壓、沒有心跳、就是死亡了。但是
很不巧的這個病人，他的血壓目前是使用升壓藥物維
持著；心電圖檢視儀上面雖然顯示心跳次數，是因為
病人有裝心律調整器，所以在心電圖上看到的脈動，
是機器打出來的；病人先前有呼吸衰竭，已經插管接

上呼吸器，所以病人的呼吸是由機器控制的。」

　　因為這樣而造成一般醫師很難去判斷，若當下要跟家屬宣布：「病人有沒有死亡」時，由於這些機器維持著病人的基本生命徵象，一般醫師是很難去判定。當我去看照會時，我會告訴跟我一起去的醫師和照會的內科醫師，大家討論這病人的病情，我會告訴他們：「這個病人身上的腦幹和大腦的反射，都已異常損害，現在的生命徵象，是由於機器和藥物維持著，腦波已呈直線，所以可以比較確定的說，這個病人按照目前醫學的觀點來看，已經死亡！」

　　但真的死亡是什麼呢？這是現在的醫學無法完美回答的，我們也許應重新思考什麼是死亡？肉體上和醫學上的生命徵象停止是死亡，但是真正的「內心思考的我」也許並沒有消失掉，死亡的界定是什麼？死亡的完美定義到目前為止，你問我，我真的沒有一個很明確的答案，除了醫學界定的死亡之外，也許更需深入探討意識或「自我」的何去何從？那應該不是肉體死亡，就結束的吧？

第四章

AD8-3
重複相同的
問題、故事、陳述

腦中的海馬迴，已經沒辦法把新資訊好好的記起來

這一題，在亞洲很多人的身上，時常發生誤導。

下面的 3 張大腦影像圖示，告訴我們腦部在退化過程裡，特別在失智症病人腦部哪裡產生問題？

我們可以看到正常的海馬迴飽滿，輕度認知功能缺損的時候逐漸的海馬迴慢慢地萎縮，到比較嚴重的失智症時候海馬迴的體積變得更小，整體的大腦體積也相對變小。相對的，同時可看到大量的腦室會擴大，而腦室的擴大不是一般常見的腫脹的水腦，而是由於組織的萎縮，造成腦室相對上變大。

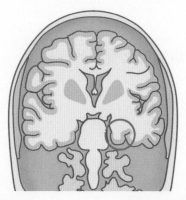

↑腦中正常的海馬迴

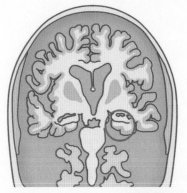

↑輕度認知
　功能缺損

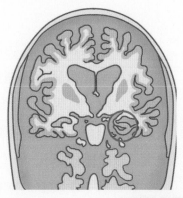

↑阿茲海默
　失智症的
　海馬迴

失智症隨病情惡化受損的海馬迴

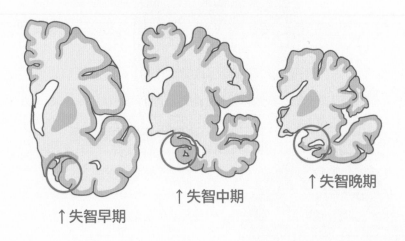

↑失智早期　↑失智中期　↑失智晚期

　　在並列的真正大腦切片上，可以明顯的看出來阿茲海默症病患大腦海馬迴萎縮的程度越來越厲害，從早期、中期、晚期，可看出一連串海馬迴萎縮變化外，可以看到整個大腦其實不像原來那麼飽滿到最後腦溝變大，腦體積會變小。

　　記得有一次我到台南新營的獅子會去演講，講到這一題該如何去篩檢，台下有一位約 40 歲左右的男性聽眾舉手發問：「楊醫師，我懷疑太太是不是得到失智

症？因為她每天都問一個相同的問題：你愛不愛我？」
我不知道這位先生是認真的還是開玩笑？或是真的有
疑問？但是藉這機會，還是可以跟大家說明白。

　　我是這樣回答：「太太每天問你愛不愛她，以前如
果也是這樣問，現在還是這樣問，這樣是沒有改變，
不能算分數，不能計分。」

　　所以「有沒有改變」是我們 AD8 裡評估的最主要
精神——發生改變、就是有問題；相對的，如果太太
昨天有問你愛不愛我，但是今天不問了，是不是你發
生了什麼事情？做了對不起她的事？這就只有你自己
的心裡明白；就某種程度而言，這也是一種改變、也
是有問題的。

　　所以 AD8 在評估時，不是問你有沒有發生這種情
況？而是要問「這種行為」有沒有改變？我也開玩笑
的跟很多人講：「有人會跟我抱怨事情常都記不起來，
如果你以前就記不起來，是原本就記性差，現在也記
不起來，這就是你自己記憶本來就不好，是『沒有發
生改變』，對是不是失智症而言，比較沒有關係。」因
為這比較不符合失智症最主要的診斷標準：

「過去的」記憶力和「現在的」記憶發生改變，而且這些改變，對日常生活產生了影響，以前可以做的事情，現在沒辦法做了，這個才是主要的衡量標準。

　　這是一個真正的大腦切片，各位可以看到大腦確認一下正常的比較飽滿特別是海馬迴是比較完整的，但是失智症的病人不僅海馬迴變小而已，可以看出來腦溝更加明顯，甚至腦迴的體積有縮小。

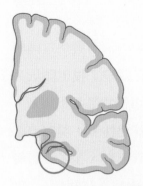 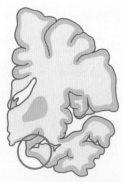

↑ 正常人的大腦切片　　　　↑ 阿茲海默失智症
　　　　　　　　　　　　　　病人的大腦切片

很多老年人或其家屬會講：「老人家的狀況會時好時壞。」時好時壞有很多種，只是時好時壞和先前比，若沒有改變，也不能算分，但是如果發現時好時壞的頻率越來越多，而且是持續的，這其實就已經是發生改變了，這是要計分的；就整個大過程來看，時好時壞是往下走時，一定要小心。重複的問話原因，在於腦部細胞的受損，導致阿茲海默症病人出現重複性一直問相同問題的行為，並造成認知功能下降、降低生存的能力，在重複性的症狀中，病人忘記他剛剛說過的話或做過的事，環境因素可能引起症狀發生甚至惡化。

失智病人重複的問問題或許是想表達關心的事務、尋求幫助或是他沒有安全感、焦慮、挫折感的表現。由於阿茲海默症病人喪失溝通的能力，需要定期的撫慰與照顧他們的需求。

　　失智症病人通常會問相似的問題，而且會問很多次，在門診裡面常有家屬抱怨快受不了了，因為病人很吵，每天醒過來就一直講話、一直問問題，告訴他答案後也記不起來，弄到照顧者都快煩死了。

　　我通常安慰家屬：「不要和病人計較，病人會這樣子是有她的原因。」

反覆問相同的事，是記憶沒有貯存

　　反覆問相同的問題、或陳述故事，原因不是只有記憶不好而已，一如在 AD8 訓練光碟片中所舉的例子：老奶奶早上每一次看到孫子，就問：「你要去哪裡？」雖然孫子已經跟她講過要去哪了，老奶奶也回答知道了；可是每隔 10 分鐘，老奶奶只要看到孫子經過眼前，又會一問再問：「你要去哪裡？」

　　重複相同的問題敘事，其實是起因於大腦的海馬迴，沒有辦法把新的資訊或新學習到的東西，好好的把它記起來。所以當跟病人講一個事情時，他沒有記進去，下次他看到你又會相同的問題再問一次。這代表海馬迴功能的老化跟退化，以至於新接觸到的事和

簡易工具操作，沒有辦法學習起來。

　　我也記得在病人裡，有一位先生帶太太來看病，他太太以前不是很嘮叨的人，但是得到失智症之後，看到什麼東西都要問，譬如來門診前，他太太一直問：「今天幾點去門診？什麼時候去？」

　　回答完這個問題，太太馬上又問：「這東西在哪裡買？怎麼吃？」

　　看到一個人，馬上又問：「這個人是誰？他住哪裡？」當先生回答這些問題之後，太太還是沒有聽進去、記住，相似的場景和東西看到後，又再問一次，問了一整天，話都沒停過。在門診時，先生告訴我：「真的快被太太吵死和逼瘋了！連帶她出門散步，看到任何東西都一直問；馬路上走的、素不相識的人，也問這個人是誰？你認識嗎？住哪裡？看到交通號誌就問那是紅燈嗎？為什麼是紅色？每次一出門診，就問醫生說她有沒有病？記憶好不好？一路問回家，從白天問到深夜，我真是受夠了。」

　　雖然治療後數周，病人問問題的次數有比較少，先生也咬牙忍受了，但是問題依然存在，病不可逆。

這種反覆問問題，除了記憶不好，也牽涉到大腦的自我抑制能力的退化和喪失。

看到什麼問什麼，想到什麼問什麼，一直問、且問個沒完沒了，這情況跟老化的記憶變差，是有些不同的。因為這牽涉到病人沒有辦法抑制自己一直問問題的行為，而且更因為問完了，結果還記不起來、答案又忘了，而使病人臨床狀況更加嚴重。

記憶歸海馬迴所管，行為歸額葉控制

這樣的表現就臨床上而言，是比單純記憶不好、而重複問相同問題來得更嚴重。因為人類後天學習和進化後的大腦額葉，會抑制自己本身的一些反覆和原始行為，而使我們的日常生活表現得合宜得體。比如不會隨地大小便、在什麼地方該表現出什麼樣的行為，這是因為我們後天學習，在大腦額葉上塑造出應該有

的學習後表現和禮貌。

　　當退化慢慢地更嚴重時，除了記憶力的退化外，額葉的功能也會退化，所以可以看到這些額葉原本可以的抑制能力漸漸變差，所以病人的「原始行為表現」出來了！病人是一直在講話，但所告知的答案都聽不進去，行為靜不下來，會發覺他好像有用不完的能量，其實這是他大腦裡面自我調控的區域，出現了問題，沒有辦法去管制自己在什麼時候可以講得體的話，做合理的事。

　　阿茲海默失智症病人合併這樣的精神症狀時，其實暗示這病人的病程是更進一步地嚴重，而不是一般只是輕度的退化而已。我看到這位先生被他太太煩得受不了時，我會告訴他不要和病人計較；我在這位病人幾次的門診也發現，原本這位太太來看病時是一家人、先生兒女一起陪她來，久了之後就剩下先生帶她來。

　　我也在想，能夠陪伴病人走完這一輩子，又能夠忍受這樣情況的人，究竟是誰呢？這、我沒有答案，在日本養護中心的研究裡發現：一對夫妻，如果有一

方發生失智症時，如果病人是太太，通常會被送到養
護中心去，如果病人是先生，太太通常會照顧他。將
來，若有一天，老了、病了，誰會照顧我們？是否跟
自己上輩子所種下的因是有相關的果？有時候夫妻或
兒女，有時候是相互來報恩的，但有時候這種組合，
卻是要來考驗我們的！就一個醫師的角色而言，我期
望每個人盡可能的不要走到這一步。

解決重複行為的方法

　　病人的重複行為，是否發生在特定的人身上？或特定的環境？或是一天的某個時間？有些病人通常會執著於一件事，例如失智症的老太太，無法忍受家中的女性外籍看護人員，因為她會懷疑看護和她先生有染。該如何解決造成病人重複行為的原因呢？

聚焦在病人的情緒而不是行為

　　比起關注病人做了什麼？更應該注意他們的情緒起伏的狀況。

讓病人主動去行動

　　如果病人只是出一張嘴去命令、批評所有事的時候，應鼓勵他們自己行動。

保持冷靜的耐心

用溫柔的話與行動對待病人，別跟他們爭吵或是想用邏輯說服他，失智症會影響病人的記憶力與判斷力，他可能不清楚自己重複的行為。

提供答案

無論是否已重複多次，當病人有疑問時，給他一個明確且簡易的答案，如果還是經常忘記，可以使用便條貼在醒目的地方。

讓病人有忙碌的事可做來轉移焦點

病人可能會無聊、需要有事做，讓他們能忙碌在有興趣的事上。

使用提醒筆記

如果時常忘掉重要的事情，可以使用醒目的字、圖片、大型的時鐘和日曆提醒他們。

接受這些行為，並想辦法和這些異常狀況共處

只要行為不會造成傷害，不要擔心太多，盡量接受並適應他們。

與別人分享經驗

參與支持團體或病友會等活動，透過活動分享與吸收其他人的經驗，另一方面也減輕自己照顧病人的負擔。

阿茲海默症病患可能會對周圍的人懷疑，甚至指責他人偷盜、不忠，或其他不當行為，雖然指責會造成傷害，但請記住，是疾病引發這些行為，請盡量不要在意。

妄想（堅定地相信不真實的事物），可能發生在中晚期阿茲海默症，混亂和記憶力不好，例如無法記住某些人或物，可能會造成病人相信這些不真實的東西。阿茲海默症的病人可能認為家人正在竊取他／她的財產，或者正在被警察跟蹤等現象；雖然不是真實的，但這些情境對於失智症病人感受是非常真實的。請記住，患有失智症的病人，是在認知功能下降的狀態，理解他／她的世界。

妄想與幻覺不一樣

妄想

是「相信虛有」的東西，就醫學上的字句而言，指的是一個「想法」，在當年因環境背景不同，難被接受或不接受。譬如前幾個世紀，誰能料想得到網路、視訊等 3C 科技日新月異，在現代人看來稀鬆平常，但因時代進步了，沒人會覺得 3C 的無遠弗屆是妄想！

幻覺

是來自身體的視覺、聽覺、嗅覺、皮膚的觸覺等受器所產生不存在的感受，比方病人會覺得有人在摸他、或聞到奇怪味道、看到逝去的親友或聽到他們在和病人聊天。

當阿茲海默症病人出現幻覺時，他們會看到、聽到、聞到、品嚐出，甚至會感覺到一些並不真實的東西。面對這些狀況時該怎麼辦？

不要覺得被冒犯

聆聽病人的困擾，並盡量理解狀況，不要擔心讓病人知道你在乎這些事情。

不要爭辯或試圖說服

讓病人表達想法，並認同他／她的意見。

提供簡單的答案

與他／她分享你的想法，但句子盡量保持簡易，不要用冗長的解釋或理由壓倒他。

轉移他的注意力

讓病人參與活動，或者幫忙做簡單雜事，轉移他的注意力。

多準備易丟失的物品

如果病人經常尋找特定物品，可以多準備幾個。例如總是在尋找錢包，那就多購買幾個相同的錢包。

經驗分享

參與支持團體或病友會等活動，透過活動分享與
吸收其他人的經驗。

基因和失智症

　　我常會被問到失智症會不會遺傳？答案是肯定的，科學家也指出阿茲海默症與基因有關。因此阿茲海默症當然會遺傳，只是機率高或低的差別。

　　基本上，只有小於 1% 的阿茲海默氏失智症病人，是由單一基因突變所引起，大部分的病人多是由多重致病因子，包含基因和環境之間複雜的交互作用而引起。就所有的失智症病人而言，男性家屬至少有 3%-4% 的人在家族史中，有一個或一個以上的「一級血親」有失智症；而女性病人的家屬，比例會更高。

　　我們的研究發現，阿茲海默氏失智症的病人中，若是一等親的家屬中罹患失智症的人數越多時，則相對的子孫代得到失智症的比率會較多和較大。目前與阿茲海默症相關的基因，已經在兩個類別中被發現，

這兩類的基因會影響疾病的發生率：它們是「風險基因」
和「確定性基因」。

風險基因

　　風險基因會增加疾病發生的可能性，但不是一定
會得病；研究人員發現幾種增加阿茲海默症風險的基
因，在 1993 年，發 現 載 脂 蛋 白 apolipoprotein E
（APOE4），是增加罹患阿茲海默症風險基因變異，目
前仍然是最具影響力的風險基因。

　　帶有這個突變基因，並不意味著一定會罹患阿茲
海默症。載脂蛋白是確定的第一個風險基因，也是影
響最大的，載脂蛋白風險基因其他常見的基因型，是
APOE 2 和 APOE 3。每個人都從父母方遺傳不同基因
型的脂蛋白風險基因，那些遺傳了一個 APOE4 基因的
人，有較高的患阿茲海默症的風險；繼承兩個基因型
的人，風險更高，但並不是說一定會得阿茲海默症，
科學家目前還不很確定 APOE 4 增加風險的機制。

　　除了提高風險之外，APOE4 可能會使阿茲海默症
的症狀更早出現。但是也不是有基因一定會發病，以

阿茲海默氏失智症為例，E 型脂蛋白（Apo E）基因多型性中的 APOE4，被公認是此一疾病的危險因子，然而卻有 50% 老年期阿茲海默氏失智症病人，不帶有 APOE 4 基因。

　　從另一方面來說，相同的基因型在不同人種的遺傳影響強度不一樣，例如若有一個 APOE 4 的帶原基因，在白種人身上可能有 2-3 倍的危險性，但在臺灣人身上，根據我們的研究發現，其危險性大約 1.5-2 倍左右，不像白種人的危險性如此高。白種人身上也發現若 2 個 E 型脂蛋白(Apo E) 對偶基因皆是 APOE 4 的人，得到阿茲海默氏失智症的危險機率將會達到正常人的 8.1 倍。

　　由於基因表現有種族差異，其他被提及對阿茲海默失智症的風險基因，如我們先前的研究中發現，在臺灣人種裡，除了 E 型脂蛋白的基因表現和失智症有關之外，血管加壓素轉化酶基因（ACE），直接和間接地對透過血壓和類澱粉沉積的方式，對失智症的病理變化產生影響，而此也是臺灣人的一項生物標記。

　　有危險的基因不一定會表現出臨床症狀，因為基

因會和外界環境相互作用，進而影響蛋白質的表現，甚至有了蛋白質異常的表現，也未必一定會發生失智症，畢竟導致阿茲海默氏失智症的主要和迫切原因，至今仍在探討中，然而有異常基因和蛋白質表現的病患或未發病的正常人，更需提醒自己「是高危險群」，且要更加小心防範和做定期追蹤。

確定性基因

人類有 23 對染色體，裡面包含 30,000 個基因構成了人類的身體組成。

確定性基因會直接導致疾病，遺傳到確定性基因的人必會發病。科學家已經發現有三種蛋白質的基因，會直接引起阿茲海默症：澱粉樣蛋白前驅蛋白（APP）、presenilin-1（PS-1）和 presenilin-2（PS-2）。

這些確定基因，常見於早發型阿茲海默氏失智症家族中，包含唐氏症病人身上的第 21 號染色體的三體染色體，和早發型阿茲海默氏失智症病人，第 14 號染色體的早老素 -1 基因（Presenilin-1，PS-1）突變，和第 2 號染色體早老素 -2 基因（Presenile-2; PS-2）突變，

以及第 21 號染色體的類澱粉前驅蛋白基因 (Amyloid precursor protein) 異常所引起的遺傳性的失智症。

澱粉樣蛋白前驅蛋白（APP）

1987 年發現，是第一個發現會引起阿茲海默症遺傳形式突變的基因。

Presenilin-1 (PS-1)

1992 年確定的突變基因型，該基因會導致早發性阿茲海默症，是目前最常見的基因型。

Presenilin-2 (PS-2)

1993 年發現的第三個突變基因，可引起早發性的阿茲海默症。

此群基因突變引起的失智症，通常發病年齡較早，而預後狀況相對也比較差。當阿茲海默症由這些確定性的基因突變引起時，稱為「染色體顯性阿茲海默症（ADAD）」或「家族性阿茲海默症」；家庭裡多代成員都會受到影響。具有這些基因的人，通常在 40-50 歲時

出現症狀，家族性阿茲海默症的基因在全世界只有幾百個大家庭中發現，這些家族性阿茲海默症，只佔全部阿茲海默症小於 1% 的比例。

第五章

AD8-4
學習如何使用小型工具設備和器具是否有困難

小型器具不會使用
主要在大腦的功能組合失調

原本會使用操作的小型器具，但現在不會用了，或是今天一個很簡單的工具，原本應該會很快學會使用的，但是現在教了很多次，還是不會操作。

譬如說，今天買了一台新電視，電視遙控器不管是哪一個廠牌出的，相差都不是很大，教很多次卻還是不會操作，反覆學習之後還是學不起來，這時候就有些問題發生了；可能是因為記憶的退化，使得學習新事物很困難。但是在一般老化的過程裡，雖然有些學習障礙會使學習減慢，但是經由腦部其他區域的互相幫忙，簡易的新事物還是可以學習的。

所謂的「小型器具」，會因為每個人的社經地位不同而有差別，有的人是指遙控器、有的人卻是指電腦，甚至是原本熟悉的冷氣機、洗衣機，或是煮飯的電

鍋……強調的還是「行為改變」，以前會的現在不會了，發生改變時就要小心了！

　　這一題題目在 AD8 裡面，主要在評估的是所有大腦的功能組合．有時當心理師、或是醫學生、或者是年輕主治醫師，習慣一成不變看病人，久而久之都會問我：「楊醫師，這一題主要在評估病人的什麼功能？是記憶？是空間辨識感？還是其他的情緒控制？」

　　我會告訴這些臨床人員——

　　我們應該跳脫原本這種大腦解剖的思維，來看待這一題題目；這一題評估的是大腦的整體功能，而不是某一種功能！

是「總體」功能評估論

　　當大腦整體功能喪失或受損時，在失智症的病人身上會被發現到無法使用小型的器具；所以這一題題目是總體的功能評估論，而不是哪一個大腦區域範圍出現問題。

　　當人類習慣會使用某種工具時，好比使用提款卡去提款，這個動作牽涉到大腦的功能其實非常的廣泛，

包含記憶力、計算力、定向感、執行速度，甚至包含
情緒及各種記憶存取等功能的總成。這一題題目不要
想去區分，究竟是哪一個大腦腦區在工作和在運作，
應該從整體上來看；早期失智症的病人這方面是有問
題的，這樣來看這題目的應用上，是比較正確的。

　　這一題要特別注意的是，這樣的器具是必須這病人
以前就會使用，而且常在使用，而現在不會了。所以你
不要想去評估一位老人他對最新款的家電，或新潮的資
訊系統會不會操作，我們應該要理解的是，他對原本的
小型工具的使用、或駕馭，是否還能保持原本的功能。

　　就好比習慣開車的人對車上的按鈕或操縱已十分
熟悉，或是電視上的遙控器或家裡面一般他會操作的
電器用品等等，要從這方面來評估才是，而不是去看
他現在有沒有辦法去學習或去操作一個更新更複雜的
東西，因為這樣的評估方式之下，你如果問老年人他

有沒有辦法去使用新一代的手機，我想大部分得到的
答案都是不行的，這些問題在使用及評估上要特別小
心。

打麻將，會不會減緩大腦的退化

要回答這個問題，要從很多面向來看，有時候我
會開玩笑的問：「那得看打麻將的時候，是不是每一場
都會贏？如果每一場都會贏，你高興、當然歡樂，快
樂對大腦是好事情，但是萬一運氣不好，輸了，甚至
每一場都輸，你會感到鬱悶，但憂鬱對大腦是不好的，
所以說打麻將是好或是壞？自己需先評估清楚。」

打麻將有輸贏，會不會牽涉到錢的問題？輸贏若
牽涉到錢，就有苦惱，有時候「錢事」是小事，但是
若一輸再輸，大腦起了不好的念頭想把對方做掉，這
樣的念頭久了之後，對大腦的細胞可不是件好事。

我們可以從很多科學的研究上觀察到結果，特別是

在青少年或是在大腦發育期的男女，如果每天沉迷於線上遊戲的打打殺殺，會發現這些年輕人的學習曲線是下降的，語言和智力的發展會比同年齡的人來得慢，甚至大腦中腦細胞彼此間微細的聯絡，會比一般正常人的腦細胞間維繫的聯絡來得少。

細胞聯絡少的時候，暗示著這細胞跟其他細胞的交通比較少，自然而然的功能會比較低落，所以到目前為止，有更多的科學證據告訴我們：如果你玩的是線上遊戲，這遊戲想攻擊別人、把別人殺害或侵犯時，意識裡也起了個壞念頭，對大腦的細胞學習成長不是件好事。

雖然對老年族群比較少人做過這樣的研究，但是我深信天下是有因果業報的，想把別人害死，或大贏別人讓別人痛苦而自己高興時，這並不見得是好事情。所以如果問我打麻將不賭錢對腦部是好是壞？這個答案我想留給大家自己去判斷。除非你告訴我說：「打麻將就是想說把錢輸給別人。」若真有這種無私奉獻的精神時，我想你在這一方面應該是會很快樂。

失智症的病人為什麼要住院

　　能熟練的使用原本善用的小型器具，是指這個使用的器具，必須跟病人生活背景是有相關的。有位病人是果農，原本修剪花木和果樹都是他所擅長的，當花木上的枝葉長得不好時，他會用小剪刀修剪，果樹上較粗大的枝葉，則會拿大型農作剪刀去修整。

　　有天女兒帶他來看門診，覺得父親有問題，家裡的人都沒辦法確認這異常行為是真或假，是不是有什麼不好的無名東西附身，被「卡到陰」了？造成父親亂亂做？因為她爸爸會把所有水果上的樹枝全部剪掉，原本茂盛的一棵果樹，變成光禿禿的樹幹，樹上的水果都沒有了，只剩下滿樹殘枝。用小花剪去剪果樹的這種異常行為，連鄰居都覺得非常不可思議，甚至有時候半夜跑出去，嚷著要去修剪果樹，家人不堪其擾，

問過宮廟也沒改善，只好帶來看門診。

我告訴老農的女兒：「這很有可能是失智症所併發的精神行為異常，但是這些症狀，也不一定跟失智症相關，也許腦部有其他疾病，內分泌系統失調也有可能，為了趕快釐清這行為異常是失智症引起的？或是其他原因造成？我還是安排做住院檢查。」

住院檢查的目的，不僅在解決其家人的問題，重要的是把疾病真正的病因找出來，這樣可使病人免得再去走很多冤枉路。因為很多病人在不進一步釐清病因的情況下，會被處方一些藥物使他不要吵、不要鬧、不要影響家人作息就好，但真正病因並沒有解決掉，也沒有找出來，這樣對病人是不公平的。

現在的醫院跟以前有些不太一樣，在健保制度下，醫院大部分看重的是「業績」！對醫院管理者而言，醫院整體人力與臨床工作的評比是否過剩？人力是否能夠充分發揮、用到好處？所以對醫護團隊的要求就越來越高。但因為每一科臨床科的性質不盡相同，各科的護理人員之間就會有不同工作量的相比較，或者說是計較；照顧的住院病人床數的多寡、照顧程度的繁

瑣與否，久而久之會成為很多衝突的導火線和情緒出口。

　　神經科的失智症病人，住院最重要的原因是因為病人的神經精神症狀異常，需要治療和檢查原因，因此當家屬無法照顧出現精神症狀的病人時，病人住院有可能為了進一步徹底檢查和控制。

　　失智症是大腦整個功能的混亂而影響生活功能，當病人整個功能的混亂，要檢查原因是腦部退化引起的？或是中樞神經感染？或長了腫瘤？或是其他內科疾病引起？這一切都需要進一步的釐清，因此為了加速病人產生精神症狀的診治和時效性，失智症的病人有時會需住院檢查和治療。失智症的病人住院，順利的話，住院天數比較短，一般是 3-5 天檢查結束、病況穩定之後就會出院。

　　和其他內科病人相比，內科的病人由於感染等因

素，比如說肺炎或是其他複雜的疾病，相對住院時間比較長，因此不同科別，住院期的長短評估是無法一定的。一位專科護理師目前手上有多少住院病人需要照顧？這就造成了很多護理人員間互相計較，長工時的疲累或同儕間相較的壓力就油然而生。神經內科失智症的病人通常3天就出院，所以一位專科護理師必須常協助病人出院，接著對新住院病人從頭了解、詢問……要重複很多新流程，遠比長期照顧一位住7天甚至住兩個禮拜的病人，臨床負擔來得大很多。

在我的工作歷練中，也體會過這樣的情況：

幾年前，我在晚上開車回家時，聽廣播講了個寓言故事：一位老農有一匹很老的馬，這隻馬這麼多年來幫農夫耕地、運輸、做了很多勞務，對老農的生活功不可沒，但由於這隻馬年紀越來越大了，沒有辦法再工作下去，老農想把馬帶到市集上去賣又賣不到多少錢，不賣又要餵不少飼料，老農自己的負擔也很重，但對老馬也有感情。苦惱下，老農問了其他人怎麼辦？怎麼處理會比較好？

有經驗的農夫說：「就去城外挖一個洞，把馬推進

去埋起來。」老農雖然於心不忍，但想著家中的經濟負擔怎麼辦？所以有天清晨，在不得已的情況下，老農傷心的把馬牽到城外，挖了一個比馬還高的洞，傷心地把馬推下去，把泥土一鏟一鏟地往洞裡堆。但老農卻沒有想到，當泥土覆蓋在馬背的時候，馬抖了抖身子，馬背之上的泥土就掉在下面，馬又把腳踏在越墊越高的泥土上，一段時間後馬輕易的從洞裡脫困。這一幕讓老農夫十分感動，認為馬命不該絕，最後在農夫也捨不得的情況下，把馬牽回家。

　　這個故事給我很大的啟示，特別是在白色巨塔裡面，有很多我們無法預測、也不想去面對的人、事、物的鬥爭會發生；白色巨塔內部有理無理要求的衝突，這些好比是起先落在馬背上的泥土，我們應該學習和這匹馬一樣，讓我們抖一抖身體，讓這些泥土掉下來，可以再踏著這些泥土求生存，自己不僅不會被活埋，而且經過這樣歷練後得以重生，豈不宛如浴火鳳凰？

　　常勸我的專科護理師們，這幾年來我也遇過不少事，這些事就好比這匹馬背上的泥土，抖一抖還能夠活下來，而且能做得更好，希望這個故事也能幫忙專

科護理師們度過難關。照顧病人的壓力，以現在的醫
療環境變化，更加凸顯，造成的不只是家屬跟病人之
間的壓力，也可能造成醫護人員之間的計較跟恐慌，
人性的自私面就出來了，這故事給了我這幾年來，一
個很好的啟示！

第六章

AD8-5
忘記正確的年或月份

頂葉，是人體的地圖

　　在「阿茲海默失智症」早期的退化過程中，一般人都會以為，所有的病人臨床上所表現的退化，是從記憶開始的。

　　可是你是否曾經想過？和年輕的時候相較下，當年紀較大時，譬如開車遇到較為複雜的交流道，也許有上下左右三度空間的交錯縱橫，你選擇要往哪一個方向出去的判斷速度是否變較慢了？或者是你會猶豫、而且在這猶豫的狀況下，會錯過要下交流道的時機。雖然這時候選擇的方向還是正確的，但這種選擇判斷決策的時間，已經稍有延長；是因為大腦其他細胞還可以「代償」這種功能，因此你做的決定還是正確的。

　　但如果隨著年紀增加更老化，或者是有異常老化時，這種較複雜的空間辨識感，特別是三度空間，也就

是空間上、下、前、後、左、右之間相關的位置感覺，
會變為更加喪失或異常。所以通常在某些失智症或退
化的病人裡，複雜空間辨識感的退化和喪失，往往是
比短期記憶喪失來得早，因此「空間辨識感的退化和喪
失」成為常被病人所抱怨的現象。病人家屬會抱怨：
「怎麼另一半現在開車時，常轉錯方向，判斷要往哪個
方向走時也變得比較慢。」

　　「空間辨識感」的功能是由大腦的頂葉所負責，
這區塊退化的
過程一旦發
生，由於頂葉
位於腦部的較
後面，所以從
醫學上的角度
來講，阿茲海
默失智症又稱
之為「從腦後
面發生的失智
症」。由後逐

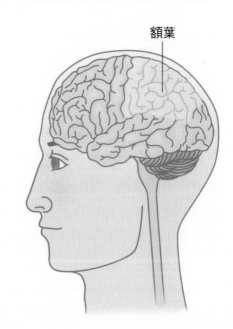

額葉

漸往前到明顯的記憶力退化，嚴重時情緒、個性都會改變。

　　人類的手長得怎麼樣？在什麼位置？是頂葉管控和告知人的。頂葉有問題或功能異常時，人對身軀、肢體間的相關位置，通常會沒有辦法搞清楚，就會產生所謂的「忽視」現象，這種情況偶爾在中風的病人身上會見到，忘記自己身體有左右兩半、看東西只有一半。

忽視現象

　　在評估病人是不是有忽視現象時，通常我們會畫一個圓圈告訴病人說這是時鐘外圍，請依序把時鐘1-12點的位置標上，或者要求病人畫出現在是幾點。從圖中可以看到有忽視現象的病人，在時鐘的左邊他幾乎不填數字的，因為這個病人是右側大腦的頂葉有問題，產生了左側的忽視現象，所以他不填數字在左側；他不是看不到，因為他不知道他左側那一邊的存在。

時鐘測試

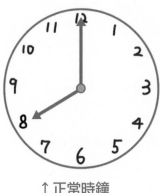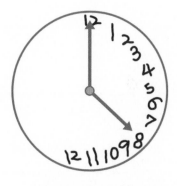

↑正常時鐘　　　　　　↑左側忽視病人畫的時鐘

畫線的中點測試

　　另外常見的是劃線的中點測試，正常的時候畫一
條線告訴病人說請把線的中點點出來，正常人會把線
點在正確的中點，但是如果產生左側忽視現象的時候，
可以看到病人的中點，總是在線的四分之一的位置，
這是臨床上常用的檢查測試，得知病人是否有忽視現
象。

◎ 正常人會把線點在正確的中點

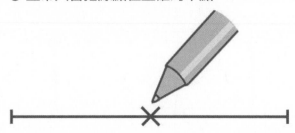

◎ 產生左側忽視現象的時候，可以看到病人
　的中點，總是在線的四分之一的位置

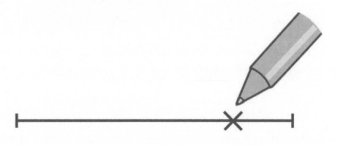

　　空間辨識感，在人的計算能力裡，我這樣來解釋：
例如我今天如果講一個很長的數字讓你計算，動用到
明顯空間辨識感計算的是心算，不能用紙筆來測驗。
比方當我講出 36,800 時，你的腦海裡面就會浮現
36,800 這個數字，而且這個數字會有排列順序的，個

位數、十位數、百位數、千位數、萬位數等，這種不
同位數的位置排列，其實就是空間辨識感的一種臨床
應用。

　　當病人或老年人在退化時，計算的能力或心算能力
便不如前了，就某種程度而言，就是靈敏感的空間辨識
感出現了問題，因為他不知道「個、十、百、千、
萬……」這些數目位置要怎麼放？

　　人類頂葉功能除此之外，頂葉負責身體「高度皮
質感覺」，我常跟學生講：「你對今天所穿衣服的質感，
感覺是粗糙不舒服或是細緻透氣，這其實不是一般低
等動物能夠體會出來的，因為我們的大腦頂葉，有皮
質感覺，且分工十分的細膩，才會告訴我們說這件衣
服穿在身上的感覺。對動物而言牠們只有最原始的觸
覺、壓覺、冷熱覺、痛覺，較為發達；因此不會表現
出人類的皮質感覺。這都是人類成為高度發展的生物

後，特有的大腦皮質功能，也就是皮質感覺，所以會看到退化或失智的病人，對衣服的質感要求並不那麼敏感。

當我還是醫學系六年級學生時，記得有一次學校上意識混淆的鑑別診斷和定義，有一位臨床醫師來上課，他說：「當大腦退化時，大腦對人、對時間、對地點的認知是有差別的。退化或混淆不清時，對時間會較早、或較簡易的就錯亂了；對地點次之；而對人是較難的。」這樣便能簡單的幫助一般民眾或專業人員來做判別。

遇到這樣的問題時，病人表現出來的是真正的問題？或是「心因性」層面的問題呈現？心因性可以從一般電視劇中發現這種奇怪現象，劇中年輕女主角因某些事件發生失憶現象之後，看到男主角之後不記得他是誰，但記得他們曾經去過的地方、周遭的一切，這種叫「不符合醫學實際狀況」的劇情，倒也給了普羅大眾不合邏輯的教材。

早發性或晚發性的失智症

　　大部分民眾會覺得疑問：「為什麼失智症要分早發性或晚發性？」

　　年紀越輕時，越早發生的失智症病程進展較快，而且和基因遺傳的關係性較大；晚發性的原因更為複雜，牽涉的因素更多。而且早發性失智症是以 65 歲以前的病人為主；晚發性的是以 65 歲以後，為什麼要用 65 歲來當作是一個分水嶺呢？

　　從歷史文獻考證來看，德國在第一次世界大戰之後經濟狀況不是很好，很多退休的人想領退休金，一旦全部的人去申請，德國的經濟恐怕雪上加霜。由於當時德國人平均的壽命只有五十幾歲，當時 74 歲德國的鐵血宰相俾斯麥，就大筆一揮，把退休年齡界定為 65 歲，這樣能夠領到退休金的人就不多；德國的經濟

才不會被退休金所拖垮，所以 65 歲當退休時限，便從
那時候開始。

◎ 早發型失智症，發病年齡＜65歲

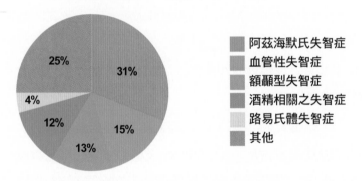

◎ 晚發型失智症，發病年齡＞65歲

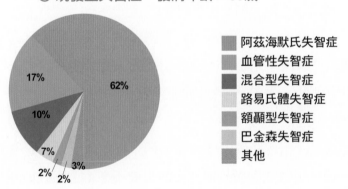

　　不管是西方或是東方社會都一樣，藉由這緣故把65 歲當作是一個老化的分水嶺，65 歲以前的失智症叫做早發性失智症，65 歲之後的失智症則叫晚發性失智症，這樣的劃分其實在病理學上並沒有什麼特別關係。但是不要忘了，即使是早發性失智症，其裡面最多的失智症種類還是阿茲海默失智症，晚發性失智症不用說當然還是阿茲海默失智症為主。

　　還有一種不要忘記、也不要誤用的，是所謂的「遺傳性失智症」，這種病人大部分的家族成員裡，有很高的比例患有失智症，好發年紀都在四十到五十幾歲，甚至有些更年輕。這些是由於基因突變引起的，但是這族群佔整個失智症人口的比例其實是非常非常的少，小於總失智人口的 1%，而且這家族裡是由異常基因突變引起，且被基因診斷確認，才能證實是家族性的或是遺傳性的失智症，這種病人很少，大家不用恐懼。

失智症會不會遺傳

　　我在臺灣或是全球各地，對一般大眾演講中，有不少聽眾問我：「楊醫師，失智症會不會遺傳？」

　　我很公開地告訴各位，在我們亞洲失智症的流行病學研究裡面，可以看出來：只要你是失智症的病人，你的母親將有 7%-10% 的機會有失智症；父親大概有 3%-5% 左右機會有失智症。所以這種流行病學的統計告訴各位，阿茲海默失智症和整個女性的族群特別有相關，性別是影響阿茲海默失智症一個很重要的因子。

被「栽贓」的冤枉

　　62 歲的鍾女士來看門診，是子女一直催她來，他們懷疑媽媽可能是目前大家在談論的「早發性失智症」。

　　由於大眾媒體的宣導，大家對失智症比較有概念，這固然是好事，但是不可否認，有許多病人因為只是出現記憶不好，也會被貼上「早發性失智症」的標籤，來解釋他們的行為。但記憶不好，也許只是因為其他緣故引起的，或是根本沒有記憶異常，為了某種原因當事人不把事情當回事的記住，或是被告知由於得到失智症，以偏概全輕率定論，這些對病人都是不公平的。

　　鍾女士小聲的告訴我：「自己也懷疑是不是早期的失智症？因為一直懷疑先生有外遇的想法，已經超過三個月了，心中卻一直無法釋懷怎麼會有這種念頭？告訴女兒後，女兒也不相信爸爸會有外遇，所以我只好嘗試著用早期失智症來解釋自己的行為。」

　　「是事出有因嗎？」我察言觀色的問。

　　「從先生的手機裡，發現他和某位女士有親密的言行與照片，也發現他們每天都約會，之後自己很痛苦，沒有辦法釋懷，但是老公是職業導遊，口條很好，每次我追問，他便告訴兒女說我人老開始妄想越來越嚴重，懷疑東、懷疑西，甚至懷疑老公有外遇，說我八成有可能是早期的失智症，最好去看醫師。」

　　由於先生說服力很好，把太太發現他外遇的事當作是太太的妄想，而且用「失智症合併妄想」的情形告訴子女，還交代一定要媽媽去看醫師。在眾口鑠金的堅持下，鍾女士被逼來門診。

　　「我自己的媽媽八十幾歲去世的時候，是有失智症沒錯，但不是我現在這種行為，我相信自己所看到的老公出軌是真的，不是自己妄想。」鍾女士很為難的

告訴我：「過去這一兩年，跟老公都已經沒有親密生活了；老公明明是外遇而對她沒有感覺，但找藉口說是他有鼻咽癌在化療，化療之後沒有慾望。但是跟外遇對象卻如膠似漆，分明是在敷衍我。」

從老公的同事輾轉得知，第三者其實是住在同一社區裡；所以男歡女愛一發不可收拾。面對實際真相時，不但太傷人，還被老公「栽贓」用早期失智症來指控她，鍾女士忍不住在診間嚎啕大哭；懊悔為了要養家，她在報關行像女強人一般，蠟燭兩頭燒，忙碌之下忘了在「養病」期間的先生悶悶沒有人陪，也因公私壓力都大，對兒女從小疾言厲色，少輕聲細語關懷，現在兒女大了都跟她不同心。

經由我的問診和評估完後，我告訴鍾女士：「目前妳沒有早期失智症。而且妳不用自己把這種莫須有的罪名加在身上。失智症一旦加身之後，就目前來說是一個不治之症。」

「那我該怎麼辦？」

「下次請妳的兒女一起來門診，我要讓妳的孩子清楚知道早期的失智症，不是妳現在這個樣子，再說

妳目前還在報關行上班，表現十分出色、老闆也很賞識，妳的工作能力是沒有問題的，這不是失智症，更不要牽拖妳是因早期失智症合併有妄想行為。」

　　鍾女士一周後再度到我的門診，我向陪診的女兒說明並舉證強調：「妳媽媽這一兩年血糖及其他生化指數的控制都大致正常，她有時候因忙碌，今天說了的事明天可能會忘記，但是在公司上班老闆並沒有任何的抱怨，而且妳媽媽一直在上班，薪水讓這個家有個穩定的基本生活開銷，而且還有要照顧她的爸爸。」

　　我拿報告給她們母女看：「妳媽媽甲狀腺素的檢查抽血是正常的，神經心理學認知功能測驗考 96 分，相較於相等的教育程度和年齡的人標準值是 82 分；所以基本上從我主觀的看診，和客觀地從測驗成績看來，妳媽媽的記憶力、認知功能，大致上都還算正常。但是有一項憂鬱指數，正常分數大概 16 分以下，但是這項卻高達 34 分，所以綜合起來判斷，我認為妳媽媽是由於情緒的障礙，而影響到認知功能和記憶力。」也因這些因素，在邏輯記憶思考方面，鍾女士稍微有點障礙。

　　邏輯記憶思考是我們記憶裡面最敏感的一種，當情緒有障礙的時候，邏輯思考很容易有失調的現象。我面對這位母親和她女兒，向她們說明綜合來看，目前我認為鍾女士並沒有失智症，有可能是壓力的問題，因而有情緒的障礙造成邏輯記憶思考上，有一點不是很完美的地方。這不是早期的失智症，也不要把這個名詞硬放在她身上，這樣鍾女士的情緒障礙會更大。

　　當我講完，她女兒點點頭，但是鍾女士淚水已經掉下來，哽咽到哭出聲。臨出診間鍾女士很感動的深深一鞠躬：「謝謝楊醫師幫我的忙！」

　　我連忙起身，告訴她：「我沒有幫妳什麼大忙，只是把一個疾病還原正確的面貌，不要用這個疾病，來當作行為有問題時的藉口，不要隨便使用這個疾病，來模糊掉很多事情的真相。」

　　很多時候，家家有本難唸的經，問題要大家去面對解決，鍾女士家的事我不知道解決沒有，但是最起碼我認為疾病的真實面貌，應該要讓普羅大眾更清楚，不要讓有心人，把疾病拿來當作自己行為不檢的藉口。

第七章

AD8-6
處理複雜財務是否有困難

法律，是怎麼看待
失智症病人對財產的處理

　　錢是最能夠引起紛爭的，雖然也能夠幫忙解決事情，原本平靜的一家人會因為金錢而爭吵，因為金錢的分配不均而起了爭執，所以你說錢是好是壞呢？一刀兩刃，水能載舟亦能覆舟！

　　在我的病人裡，有非常有錢的大富大貴人家，也有一般市井小民，在一般環境裡面工作的平民百姓，因此對於金錢的使用和看法，有著不同的態度，但是如果發生了爭執，多是「憑什麼我少你多？」、「為什麼我沒有而你卻有？」不管是達官貴人或是平民百姓，錢事總難擺得平！

　　記得有個故事是這麼講的：從前有個國家，有位皇帝崇尚佛教，也供養了幾位禪師。有天皇上和禪師在城堡上談論佛法和治國大業，在皇上的治理下，國

家算得上是富足，百姓安居樂業，國運蒸蒸日上。於是皇帝有點自滿地問禪師：「法師，你看我這國家是不是多壯觀強大，有這麼多的百姓與文武百官聽服於我，我覺得非常的富有，因為我擁有了各式各樣的人才，各式各樣的財富，法師覺得我這樣講有無道理？」

禪師看了一眼，慢慢地告訴皇帝：「啟稟皇上，我看這城裡只有兩個人而已。」

「為何這裡只有兩個人？城樓下明明就有這麼多人熙來攘往，熱鬧得很！」皇上頗為納悶。

禪師對皇上莞爾一笑：「這兩個人，一個為名；另一個為利。」禪師的話不僅點醒了皇上，也道破了人世間汲汲營營奔波的真相！

年輕時常年追求的事情，有一天在得到失智症時，這些以往長期追求的東西會表現出來。我有位病人是家企業的大老闆，得到失智症之後，每當太陽下山或深夜後，就西裝革履，命令家人叫司機趕快把車開出來，因為他要去跟某位達官顯要、或其他事業體老闆開重要的會議。家人勸阻或司機不去開車還不行，老闆會破口大罵，逼得家人和司機不得不先應付他，把

車開出去繞幾圈再繞回來。有時這位大老闆，甚至會開支票叫家人去兌現，或在家裡保險箱塞滿非常多的現金、外幣，因為他會振振有詞的說：「這是生意上要周轉使用的。」

　　病人中有一位年近七十的婦人，被兒女帶來看門診，詳細檢查後婦人被診斷是輕度的失智症，怎麼會被發現的呢？是因為女兒發現媽媽在自家的雜貨店看店時，算錯帳或找錯錢，越來越頻繁，也因此常和顧客發生爭執。這位媽媽之前處理店裡面的進出貨、對帳等大小事，是很精明、錙銖必較的，這種算錯錢、找錯錢的事，怎麼可能會發生？

　　找錯錢、算錯帳，甚至連日常小額找錢都不會計算了，或是處理較複雜的 ATM 存提款都有困難，無法再像以前一般毫無困難的操作；這兩個症狀的表現，就是 AD8 裡所謂的「處理複雜的財務有困難」。

　　這一題處理複雜的金錢有困難時，除了考驗到計算

力之外，其實還必須考慮到常見的是戶頭裡面的錢是不是能夠平衡？是不是量入為出？失智症的病人忘記自己還有多少錢，或忘記自己沒錢卻一再的消費，但最重要的是跟以前比是不是有所改變？

目前在失智症的病人裡，最讓家屬感到的困擾，也是家屬或醫護團隊以後可能要面對的：當你得到失智症的時候，你怎麼面對你的未來？下一步，如果你有財產，你將怎麼處理？你的處理可以被公認正確嗎？家屬是否會質疑你因為失智症而有判斷力的障礙？因此你的決定，會被質疑、或不被接受。

對一生努力打拚來的財產和不動產的法律繼承，該如何依你的意願來解決？什麼是病人真正的意願？在不同失智症程度下，病人所表達出來的意願，在法律上有相同效力嗎？法律是怎麼看待失智症的病人？了解不同失智程度的病人？這些都是很大的問題。

目前臺灣的法律雖然時有修正，但通常還是趕不上真正的臨床狀況，從以前的「禁治產宣告」，到目前的「輔助宣告」或「監護宣告」等施行，希望能監護或輔導病人的財產處置決策，但是能夠真正十分發揮到淋漓盡致的，還是十分有限。

　　當發現自己已經有失智症時，必要時，可能還是要請教專門的法界人士來協助；面對未來，自己意識可能無法清楚判斷事情決定時，包括不管在生命臨終的相關事務或安寧照護，或是財務的分配等等，在一發現自己還是早期失智症，尚有能力做決定時，務必和自己的法律顧問好好談一談，以後該怎麼面對。雖然在華人世界非常忌諱談到身後事和身後規劃，但是日後曲終人散時，卻如唐朝元稹的詩〈遣悲懷〉裡面對的處境：

昔日戲言身後事，今朝都到眼前來。

衣裳已施行看盡，針線猶存未忍開。

尚想舊情憐婢僕，也曾因夢送錢財。

誠知此恨人人有，貧賤夫妻百事哀。

元稹在其妻過世後，回憶當年夫妻間曾經開玩笑講著身後事；今日都變成沉痛回憶在腦海中迴旋不去；把過世妻子生前穿過的衣裳施捨出去，且眼看就快施捨完了；只剩妻子使用過的針線還保存在匣中，讓人不忍打開。回想妻子身前善待奴婢的情誼，也曾因亡妻入夢而燒紙錢表思念關懷；深知人生死別之恨世間人人都有，但曾經相互扶持、患難與共過的夫妻，經歷死亡訣別更覺至深哀痛！

這首詩，讓人悲從中來，每當聽病人訴說他們夫妻年輕時努力所累積下的資產，卻成為另一半和兒女們爭奪失和的導火線，真的心有戚戚焉。但是有時這是個不可避免的人生課題，逃不了，必須去面對跟承擔，與其事後撕毀親情、翻臉爭吵，甚至對簿公堂，倒不如在還來得及做處理時詳細規劃、勇於面對。

如何規劃

　　與失智症患者溝通未來事，從了解他隨病程進展
想要的照護模式、財務分配等法律問題，趁神智尚清
楚時事先計劃，尋找相關專業人士，以解決繁瑣的臨
終及身後事問題。預先制定法律計畫的重要性原因在
於：

　　提早規劃讓失智症患者提出他們未來想要的照護與
決定，可以解決未來家庭在照顧上「人力」與「經濟」
上的爭議，讓失智患者趁著還有理解和判斷力時，去決
定未來為他做決策的照顧者，提早規劃也讓病人家屬有
時間可以整理涉及長期護理的複雜法律和財務問題。

　　法律規劃應該包括：制定未來的長期照顧；制定未
來的財務和財產規劃；指定照顧者在未來可以代表失智
患者做出決定，甚至其他因家屬或家庭環境不同，需要
的特別要求和處置。

法定行為能力

法定行為能力，是能夠理解、並知道這行為所會造成的後果，做出理性決定的能力。大多數情況，如果失智症患者能夠理解某一法律文件的含義和重要性，就具有執行法定行為的能力——簽署文件。

患者可執行法定行為能力的標準，會因文件而異，會因病程和病情而異，可尋求律師或醫師等專業人員幫助判斷，確定患者簽署一份特定文件所需的法定行為能力。

失智症患者簽署法律文件之前必須注意

需與病人溝通清楚

要先了解，失智症患者是否了解法律文件及其簽署的後果？確保患者在經過良好溝通與解釋後，知道他／她被要求做什麼。

尋求醫療建議

　　如果擔心病人的理解能力，請尋求醫療協助，專門診治失智症的醫師，可以幫助診斷和判斷一個失智症病人的心智狀況；並且需要和法律等相關專業人士，及專屬部門聯繫討論。

盤點現有的法律文件

　　確認在被診斷出失智症之前，病人是否已簽署了「生前遺囑」、「信託」和「授權書」，病人可能不會記得已簽署過的文件，即使之前已經簽過的某些法律文件，最好與律師再一起審核過，以便進行必要的更正或更新。

　　最重要的是，法律可能因為時空背景的改變，或國籍等種族其他因素而有不同，我強烈建議家屬必須和病人以及當地的專業人員、專門機構討論協調，尋找一個最合適和合理的解決之道，省得為錢事，原本至親的一家人，從此分崩離析，永不再往來。

處理複雜金錢
需要完整的頭腦迴路

　　處理複雜的金錢財務有困難，雖是早期失智症的常見表現之一，但是通常對錢問題的執著，也是現實世界裡，病人發生妄想或幻覺等精神行為異常時最常表現出來的一種，特別是在台灣的女性。

　　我們的研究發現，失智症病人發病前最在乎的事情，會是病人發病後最會表現出來的精神症狀！要處理複雜的金錢，固然是需要完整的腦部功能，且這功能需要不停的練習，才能建立一個完整的迴路，特別是「錢」對這個病人來說，是很重要的時候。當病程步入嚴重時，特別是女性，大都會懷疑有人偷了她的錢，所以病人會把錢藏起來，甚至於由於自己記憶已經不好了，會找不到，因此反而更懷疑有人偷了她的錢，這些都是會造成惡性循環的。

若病人之前對金錢觀念是很根深蒂固的執著發病後，對財務看待問題麻煩最大

可見處理複雜的財務問題，不僅是發生在早期的失智症病人身上，也因為隨病情進展，腦部沒有辦法再做很複雜的運算，相對的，若病人對金錢觀念是很根深蒂固的執著，出現的問題也會最大。而當家屬沒有辦法忍受這樣莫名其妙的混亂時，病人可能就會被送到照護機構。

以失智症的病程來看，在輕度時家屬可以在家裡面照顧，如果當疾病進到中重度時，也許家裡的照顧已經沒有辦法負荷，白天有生產能力的家屬要上班，因此就會送到附近的日照中心去，晚上再把病人帶回來。

到了失智更嚴重的後期，可能病人吵鬧會不分晝夜，當病人被送到安養機構時，會被當作是失智症治療照護的「終點站」！因此很多家屬都很矛盾、左右為難，好在目前觀念較為開放，也礙於生活環境的現實，不得不這麼做時，家屬和病人也漸漸的認知到「不行也得行，難行也得行」。

　　我在想，每個人有自己的生活曲線，年輕人、老年人各有自己的曲線，但當兩條曲線臨時機緣交會，應該會有感受的：不一樣的曲線會共同擦出一些火花，但若是相會了、卻是平行的沒有交集，就像我在日照中心看到的照護模式，是否可以想想，我們在做什麼？這樣做，會有多大的「照護」效果？

　　有一天，當失智病人的病程從極早期進到輕度、邁入中度失智後，處理事物的能力不行了，無法自理生活時，便需要他人協助。如果家庭經濟能力無法負擔外傭看護，政府的日間照護中心，或長照機構，宛如雨後春筍林立街頭。政府一再鼓吹，每個社區裡一定要有一家日照中心，各式各樣的日照中心就與日俱增的冒出來了。

　　因此我受邀到過不少日照中心參訪，並給予建議和評比。

臺灣的日間照護

　　在某些社區的日照中心，可以發現早上八點多時，外勞把老年人用輪椅推到日照中心，一開始，有幾位

大專院校的學生或一兩位社工進來帶動唱，帶動的人很熱情，音樂也很大聲，但仔細觀察，坐在輪椅上的老年人，臉部沒有特別的表情，有少數幾人配合稍微地動動手，其餘坐在輪椅上的老人，稍微動了動身體，似乎不好意思太過冷場。現場有準備一些簡單的點心和飲料，有些老人靜靜地看著學生和社工舞動身體，年輕人的表演和帶動唱 30 分鐘過去了，主持人豎起大拇指，熱情的問老年人：「剛才的表演好不好？」周遭的工作人員暗示老人們要比大拇指，但老人知道這一切是在做什麼嗎？

　　結束後大部分的老人也沒什麼情緒反應的改變，似乎這一切與他們沒有關連，帶動唱後請來專家演講，我曾經當過這種專家講師；但演講當下，我在想老人是否能得到什麼？演講時外勞們吃著點心、彼此交談，也許互換照顧心得，也許是建立人際友誼，也許這是種外勞照顧者之間的團體支持……使我在想，這算不算是定點日間照護的多樣性和多功能呢？

　　中午到了，早上的課程結束了，坐在輪椅上的老年人又靜靜的被推回家去。這個就是我所看到的，也

許不是全貌但大部分是臺灣日間照護的情形，我們是不是要想一想，這樣的活動，對老人有用嗎？他們也許在想：這一些年輕人不知道在幹什麼？為什麼熱烈表演後，也沒人跟他來說說話？問問他的情況？也許一群年輕人很有活力、充滿熱情的來表演，可是當表演結束，年輕人回去過他們自己的生活，和老年人的日照是兩條平行線、沒有交集；是不是生命到了後來，老了、病了，不能自主了，就是這樣挨日子了呢？

養老院的「迎賓舞」、「千歲合唱團」

我看過其他很多養老院，其中有幾所養老院當我們去參觀時，老年人被推出來或被帶隊出來，跳所謂的迎賓舞，敲鑼打鼓似乎很高興很熱鬧……15 分鐘過去了，這一群老年人在旁邊休息、看電視、喝水……等一下有另一批參觀的人來了，老年人又被要求出來歡迎跳舞，所謂的「千歲合唱團」或「幾百歲合唱團」，被當作是養護中心對他們的生活起居「照顧得很好的證明」，也被外界認為是老人們很自動自發、愛唱歌跳舞，愛表演給大家看。

請替這些老人想想，將心比心、日復一日，會不會覺得很累？每天參觀的人這麼多，他們要表演幾次？每個月要表演幾場？這對老人們來講，是一種折磨？或是一種訓練？也許這樣的呈現，對老人的感受，是如人飲水，冷暖自知吧？對一旁參觀的人，是不是請想一想，去這樣一個地方是不是給老人帶來很多困擾？也許這樣的表演，應該適可而止！

　　我們能夠體會經營者的苦心，想呈現老年人的健康讓他們能唱能跳活潑的一面，但是太多的參訪，會造成這些機構的力求表現，老年長者的疲累，卻是我們不樂於見到的。這也讓我想到十幾年前，應邀到印度演講時，我在想要談什麼，能夠告訴印度的醫師，我對印度文化的認識和感受，那一次我想到了印度很有名的印度總理甘地，甘地講過一句名言：「你過得越簡單，別人會過得越舒服。」

第八章

AD8-7
記住約會的時間是否有困難

是有心還是無心
去記住約會的時間

　　有些人做事情是不負責任的隨意信口開河，常忘記自己隨便答應別人的事，後來當然也沒有去履行，這樣子是不是失智症呢？問到這一題，必須和這人的為人處事態度做比較。

　　我有時候會在演講時或課堂上，問聽眾或學生：「今天要報名但未出席的人，一個禮拜前就已經報名，但是今天沒來，他們是不是記住約會的時間有困難？忘記了約會的時間？這些現象是不是早期失智症的現象之一？」我想應該不是，因為他們以前就是隨便信口開河慣了，隨便答應事情卻做不到，現在也是這樣，因此沒有改變；不能加以計分。但若是這件事對他而言是很重要的，而真忘記了，這才是有問題。

　　在門診，會發現某些病人的家屬說：「媽媽的記性

很差，跟她講什麼都記不起來。」

　　但要小心一點，當我反問家屬：「媽媽真的都記不起事來嗎？」

　　家屬會回答：「是對那些她認為比較不重要的，她不想去記。」

　　這回答其實說明了「因為她不想去記」，而不是「記不起來」，所以在評估這題時要特別小心。不要說是老年人，就算年輕人也好，一些不重要的事、雜事，有時不會刻意去記，但是年輕時可以藉著敏銳的大腦功能，藉著「稍微」有印象能夠想起來；但是年紀大的時候，稍微有聽過的東西並不一定會想起來，必須用心去記，所以當較重要的事情，如果告訴自己：「我有記起來。」但是回想不起來時就是有問題了。

　　但若在事情剛發生時，就認為這是不重要的小事，不足以掛礙，不想記，所以就把它放掉，這也是老化過程裡可以被接受的。因為認為不重要、不想儲存的事，

你自己還保有這種「選擇記憶」的能力，就某種程度而言，其實是好的。

這一題，臨床上被問，很多病人都會說他記不住，或是記得一下子馬上就忘記了，這對一般較無經驗的醫師，很容易在病人這樣的回答後，就認為病人有記憶的問題，因而直接在此題評估時，就跟病人下了一個要記住約會的時間有困難的評分。這樣評估，是有些值得再三商榷的！

我們知道很多人會時常忘東忘西，但是他處理真正的重要事時，卻還是一絲不苟，是因為他根本沒有要把這些「似乎會記不起來的事」，把它記起來、放在心上。

在華人社會，當有人輾轉介紹朋友來見你，或泛泛之交的朋友有求於你，基於禮貌，會順口答應要求，但是並沒有把它當成很重要的事放在心上。這類口頭

上的邀約，有時是在不經意的狀況下應允的，通常會
被忘記這件事情，因此造成了受試者會講他會忘記約
會，事實上他根本沒有用心把它記起來，或是不專心
地回答。

　　這一題評估的精髓和精神，主要還是在記憶力是
否有問題？如果答應別人事情、而且這件事情是重要
的，不用紙筆記載，在一般非失智症的病人都應該能
夠記得起來。或許有些人會告訴你，他都用紙筆記下
來，那我們接著必須問：「你以前就這樣需要用紙筆來
幫忙記錄嗎？是否有改變？或是碰到重大的事情，當
你手邊沒有紙跟筆的時候，你是否能夠記得住？」

　　一般而言，如果這人平常就是信口開河、常隨便答
應別人、後來他忘記了，這個不能算有改變！因為他原
本就不是個重承諾的人，隨口答應別人之後忘記，這件
事本身就是有問題的。這一題題目在評估這人是否用
心？能把這件事情記起來，如果他只是敷衍了事，告訴

你說：「知道了。」但後來忘記了，這情況下的評分，是要小心謹慎有待商榷的，也許，這人並不是「真正的忘記」約會的時間。

記憶的形成

忘記約會的時間有困難的時候，代表的是另外一種含義：短期記憶力如何讓它變得較長期？而且能夠記起來？

醫學上的根據，當我們聽到一件事情時，經過聽神經到聽覺皮質裡，去解讀這些字語的含義，解讀完後必須跟之前的記憶去做比較和連結，這部分在大腦裡面是非常複雜的工作，主要是由海馬迴和邊緣系統負責；會把記憶跟之前的情緒經驗，做交通和做結合。如果這件事情在先前的情緒經驗及衝擊是比較大的，會記憶更深、和有更大的反應，所以相同的東西會對不同的人、之前不同的經驗，產生不同的結果、不同的作用。

◎ 記憶形成圖

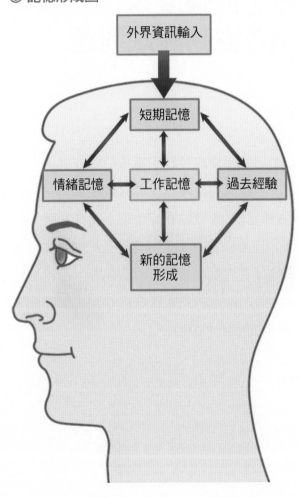

增加記憶強度
必須考慮到睡眠問題

　　短期記憶要變成長期記憶，記憶在腦中一定要做些改變，才能保護記憶免受其他刺激或傷病的干擾。這個透過時間，讓經驗在記憶留下永久記錄的過程，就稱為「記憶固化」。我們通常一天把書唸完之後，記憶短暫的存在海馬迴裡是「暫時儲存」而已，但是如果要把這些短期記憶比較長久的存到大腦裡面，需要牽涉到記憶的固化的運作。

　　記憶固化通常是發生在晚上睡眠時，人雖在睡覺，大腦不但沒在休息，它還工作得更辛苦：神經元送出各種電流訊號，彼此交談，比清醒時活動得還厲害，這部

分大多由額葉來負責，又叫做「工作記憶」，所以當一個人睡眠被剝奪或睡眠不好時，通常記憶會變差。

　　睡眠對視覺辨識、動作適應等都有幫助，測試要操作複雜儀器的人員或值班的醫護人員，假如一晚沒睡，第二天整體認知技能會下降，對工作會有影響。一個 30 歲身體健康的人，如果連續被剝奪睡眠，身體內的生化狀態馬上就轉換到老化如 60 歲的狀態。即使是再經過休息，幾乎要一周才能將身體系統變回 30 歲的情況。但是年紀越大，這個調節系統功能會越差，越需要更久的休息才能恢復。睡眠不足會影響注意力、執行功能、立即記憶、工作記憶、情緒、計數能力、邏輯推理能力，甚至影響身體的運動技能。

　　記憶剛形成時，海馬迴迅速將這些離散的訊息結合成單一記憶，因此海馬迴可以當成是這些感覺訊息處理腦區的暫存區和編譯站。在海馬迴細胞與分子的持續變化，因而加強了大腦皮質各腦區的溝通管道，久了之後大腦皮質各腦區的溝通管道增加，讓人可以不用透過海馬迴就直接從各種長期記憶擷取訊息。這

也是受傷或阿茲海默症失智症引起的海馬迴受損,會妨礙新的記憶形成,但不一定會影響到已經穩固的事實與事件記憶。所以病人無法記憶新的事物,但是長久的事情可以記得起來·

病人晚上睡不著
是否給他安眠藥

　　睡眠是很奇妙的事，有生理週期，而這個週期是千百年來，生物和大自然間交互協調之後的結果。可能的外在起因，從日照刺激神經到松果體的內分泌，都有關係；松果體有時在某些修行的角度上來看，會蒙上神秘色彩，有些人則認為是人體儲存「生命密碼」、傳達指令的中樞。近年來，由於松果體內接受光刺激而分泌褪黑激素，而使松果體似乎也有「視覺」功能，因此松果體又被冠上「第三眼」的別名。

松果體

　　是鑲於我們中腦後方的一個扁錐形小體，大小及形狀近似一顆豌豆，它在我們幼年時體積最大，隨著年齡增長，便逐漸鈣化、萎縮。松果體會根據所接收

到的光量多少來決定褪黑激素分泌的量，由於對光的
敏感度，松果體似乎是人體內的「生物時鐘」，在外界
的光刺激下，調整每天甦醒和睡眠的時間。

　　人體在夜間睡眠時，會分泌大量的褪黑激素，通
常在夜間 11 時至隔日凌晨 2 時，分泌最為旺盛，因此
人會在這段時間嗜睡。清晨以後的分泌量則急遽下降，
之所以會早上起床，就是因為眼球見到光，褪黑激素
的合成就會被抑制住了，所以人會醒、起床開始一天
的工作。換個角度，夜班工作者、深夜開燈睡覺者，
免疫功能可能會下降，因為褪黑激素的合成被抑制住。

　　褪黑激素和體內各種腺體、器官的運作，荷爾蒙
維持在正常的濃度，都息息相關；褪黑激素可以抑制
人體交感神經的興奮性，使得血壓下降、心跳速率減
慢、降低心臟負擔；能夠減輕精神壓力、提高睡眠品
質、調節生物時鐘、緩解時差效應，而且具有加強免
疫功能、抵抗細菌病毒及預防癌症、老年失智症等多
種疾病的功效。

　　因此褪黑激素分泌功能不好時，免疫力就會下降，
在美國有兩項研究發現：

深夜明亮的燈光，會減低女性體內褪黑激素的分泌和增加雌激素的濃度，這使得夜班工作的女性，罹患癌症的機率增加。

褪黑激素普遍存於地球上的各種生物體內，食物當中含量較多的有：燕麥、甜玉米、米、薑、蕃茄、香蕉、大麥等，但是它們的含量百分比均不高。攝取諸如海帶、黃豆、南瓜子、西瓜子、杏仁果、花生、酵母、麥芽等食物，也有助於褪黑激素的合成，進食不要太多，也有助於褪黑激素的正常分泌。

研究指出進食較少的老鼠，年屆高齡時，其松果體仍能保持和年輕老鼠一樣的健康，並且能保持褪黑激素分泌的規律，體內的褪黑激素濃度，也還有年輕老鼠的八成左右，因此適當的飲食不要過量，有助於褪黑激素的分泌平衡。在一些研究中指出：嚴重的失智症的病人，通常到最後，有時候晚上不睡覺但卻白

天睡覺，這樣的結果有可能是服用藥物的影響，但也有些是疾病的嚴重度導致，甚至有人告訴我，他的失智症家人可以兩天不睡，但是也有時可以連睡兩天。

要病人睡覺，是要問診治療的

病人家屬莊太太說：「我媽因為已經是中度失智症了，家中照料的人力缺乏，目前把她送到安養院去照顧，但是媽媽晚上都不睡覺，由於媽媽的失智症是大腦記憶和判斷力障礙的問題，手腳的運動是正常、方便的，因此媽媽晚上都會起來幫忙餵藥給隔壁床的病人吃，甚至給同一樓層的病人吃。」但莊太太媽媽是失智症病人，根本都分不清楚狀況，又不聽工作人員的勸告，莊太太媽媽堅持告訴安養院人員：「我是在幫忙，是在做義工。」但是這樣子的行為已經造成安養院裡的人十分擔心，而且也造成危險，因為曾發現有病人不知道是不是因為吃到這位義工的餵食，因而昏睡了很多天，所以莊太太來門診求援。

在門診，常有家屬要求醫師：「病人晚上睡不著，是否可以給他安眠藥？讓他睡著，我們白天要上班上

學，對連夜照顧病人，已經筋疲力盡了。」

我在處方安眠藥或抗精神藥物時，會有幾種考量，其中重要的是擔心病人的安全，由於病人晚上不睡覺起來做事，甚至有些病人晚上起來，開門跑出去，發生了意外事件或者迷路了回不來，都有發生過，造成家屬極大的困擾。但有些人把門鎖上，病人要外出時，門被上鎖打不開，會大吵大鬧，造成鄰居也不能安睡，不但會被鄰居抗議，有時還會找警察來。這樣的例子時有所聞，有時為了消弭這些問題，是會讓病人使用可鎮靜安眠的藥物。

鎮靜安眠的藥物

用這些藥物其實是有其原因、而且有時是不得已的，因為長期使用安眠藥對記憶是不利的，況且安眠藥使用後會有成癮的現象。第一次吃一顆有效，漸漸地可能要增加藥物劑量才可能會有效，甚至有時候使用抗精神病藥物為的是讓病人精神穩定，但這類的藥物長期使用下，有時候也會造成心血管疾病的發生頻率增加，記憶力和心血管的異常事件發生，是這一類

藥物使用要注意的地方，我依稀記得老一輩的醫師告訴我：「用藥有時候是一門很重要的藝術！」

　　抗精神病藥物使用在病人身上之後，病人比較不會有幻覺，而且睡眠效果不錯，且不太會吵鬧。但是由於長期使用後對心血管可能產生的副作用，通常醫師都希望有效果之後，或是情況改善之後，就停掉！但有些家屬都希望不要停藥，因為不要停掉比較好照顧。

　　就某種程度而言，這樣對病人是不公平的，但是面對家屬長久以來的苦，是否又公平？這也許沒有絕對答案，用藥，還是評估病人和家屬兩方面的處境之後，再做適當的決策吧！

失智症與睡眠變化

　　阿茲海默症患者時常有睡眠障礙，或者睡眠時間不規律的問題，目前為止科學家還不完全明白為什麼會發生這些睡眠障礙。與失智症的記憶和行為變化一樣，睡眠變化也是由阿茲海默症對大腦的影響而產生的，在管理睡眠變化時，建議應先嘗試非藥物治療的策略。

常見的睡眠變化

　　許多沒有失智症的老年人，也會有睡眠的變化，但是這些障礙在阿茲海默症中，發生得更頻繁並且更加嚴重。有證據表明，睡眠變化在失智症晚期將更常見，但也有一些研究在早期階段就會有表現。

　　阿茲海默症的睡眠變化可能包括：

難以入睡

許多阿茲海默症患者常在半夜清醒且難以入睡，腦波研究顯示做夢和無夢期間睡眠都有減少。那些無法入睡的患者可能會漫遊、躺著不動，或者大聲喊叫，擾亂他們的照顧者的睡眠。

白天打瞌睡與翻來覆去無法入眠

患者在白天可能會覺得很睏倦，但晚上卻睡不著覺，他們可能在下午或傍晚時感到不安或激動，這種經歷通常被稱為「日落症候群」。專家估計，在阿茲海默症的晚期，患者在晚上睡眠時，大約 40% 的時間是清醒的，白天花費許多時間睡覺，在一些極端的案例中，患者可能會完全逆轉白天清醒、夜間睡眠的模式。

導致睡眠變化的可能相關疾病

一個經歷睡眠障礙的人，應該進行徹底的體檢，以確定可能的病因，與找出可能的治療方向，使睡眠障礙惡化的可能因素有：

憂鬱

由於情緒的障礙而睡不好或睡不著，這是最常見的。

不寧腿症候群

不寧腿症候群是腿部會感受到「爬行」或「刺痛」的感覺，導致患者會不停移動腿部，有時會有一股無可抗拒的強烈移動欲望，使患者非得要把腳動一動不可。腳部想要移動的欲望處於休息或靜態時，症狀會變嚴重。需要藉著肢體活動讓症狀緩解或消失。通常症狀在夜間、傍晚較嚴重。

睡眠呼吸障礙

睡眠呼吸障礙是一種異常的呼吸模式，患者每天晚上暫停呼吸多次，導致睡眠品質變差。

對於主要由於阿茲海默症所引起的睡眠變化，有藥物和非藥物的治療方法，大多數專家和美國國家衛生研究院（NIH），強烈鼓勵使用「非藥物的治療措施」先開始評估。因為研究發現睡眠藥物，通常不能改善

老人的睡眠品質，助眠藥的使用反而可能增加跌倒的機率，和造成其他可能超過治療益處的風險。

睡眠障礙的非藥物治療

非藥物治療，旨在改善睡眠習慣和睡眠環境，減少日間睡眠。在使用藥物治療之前，應先嘗試非藥物治療，因為一些睡眠藥物會引起嚴重的副作用。要創造一個合適的睡眠環境，促進患者的休息，可以這麼做：

- 保持規律的進餐和寢起時間。
- 多照射早晨的陽光。
- 鼓勵定期進行日常鍛鍊，但別在睡前四小時做。
- 避免攝取酒精、咖啡因和尼古丁。
- 治療任何感到疼痛的地方。
- 如果患者有睡眠障礙時，且服用乙醯膽鹼抑製劑（tacrine, donepezil, rivastigmine or galantamine），請避免在睡前服藥，目前治療阿茲海默失智症的藥物多屬此類。
- 確保臥室溫度舒適。

- 提供夜燈和維持環境安全。
- 如果半夜醒來，不要在清醒時躺在床上，只在睡覺時上床。
- 在清醒期盡量少看電視。

睡眠障礙的使用藥物

某些案例會因夜間行為造成的睡眠改變，或非藥物治療沒有作用，對於那些需要藥物治療的人，建議治療要「低劑量且緩慢增加」。

具有認知功能障礙的老年人，服用助眠藥的風險是相當大的；可能會增加跌倒和骨折的機率，造成頭腦昏沉和照顧自己的能力下降。如果使用助眠藥，應該在建立規律的睡眠模式後，嘗試停止使用藥物。

醫生使用的藥物類型，特別是抗精神病藥物，往往決定於患者睡眠障礙的症狀，開藥時應該非常小心

使用。研究表明，這些藥物會增加失智症晚期和中風患者的死亡風險，美國食品和藥物管理局（FDA）已經下令製造商對這些藥物進行標籤，並提供關於風險的警告資訊，提醒這些藥物並非用來治療失智症的症狀。

用於治療睡眠障礙的藥物包括：三環抗鬱劑、苯二氮平衍生物（中樞神經鎮定劑）、安眠藥、非典型抗精神病藥、舊型的抗精神病藥物。

當病人要使用新藥物的時候，家屬一定要詢問醫療團隊：

● 這種藥物有什麼好處？

● 這種藥物的風險是什麼？

● 還有什麼其他治療方案可用？

由於阿茲海默症的病程是一直變化的，每個階段的治療目標也不盡相同，治療前確保知道每個治療方案的益處與風險，才能選擇最適合病人的方式治療。

失智症的精神行為

　　早上的門診來了一位三十幾歲的王小姐，帶著母親來看診，她說：「我實在受不了我媽的行為，就因為無法忍受每天發生爭執，才搬出去不跟父母親住在一起，我想知道我媽是不是得了失智症？」王小姐在告訴我這些事情時，她媽媽在一旁憤怒的反駁：「我明明就沒有這些行為！」

　　王小姐舉例說：「我媽去參加一些活動，只要這個活動有供餐點、而且餐點是免費的，我媽一定是全部吃完、而且吃到很飽、很撐，還會把東西再包回家。好比說昨天早上到寺院參加活動，活動完大家用餐，寺方總是很大方不會去管大家要吃多少，但是我媽碗裡就拿了滿滿的菜，順手又拿兩顆大芒果、好幾個蘋果……嘴裡還一直唸著不用錢的，就盡量吃、多拿些

回家……我媽這種貪心，讓當女兒的我很丟臉。」

　　面露羞慚，王小姐小小聲說：「前天帶媽媽到佛教文物流通處去買念珠，媽媽買的是低價的念珠，但是回到家，她卻從包包裡拿了不少高價念珠出來，很顯然，是把店面的東西偷拿回家，我也不知道該怎麼辦？這是不是失智症的偷竊行為呢？」為了避免她們母女在診間吵開，我先把她媽媽請出診間後，我再聽王小姐講母親其他的臨床症狀。

　　聽起來，她母親沒有明顯的記憶失調，家事也做得可以，但時常和家人吵架，沒有明顯的判斷力問題，除了剛所講「貪」的習慣。我問王小姐：「妳母親年輕時的個性會這樣嗎？」

　　「以前她就一直有這種貪小便宜的個性，但現在越嚴重。」我擔心的是，她母親如果有這種情緒和行為，剛發生改變或是新發生的症狀，可能是額顳葉失智症的狀況；但她母親已經七八十歲，且這樣的習性以前就有，我就較不考慮這種叫不常見的失智症。

額顳葉型失智症與阿茲海默氏症最大差異點，在於病人初期症狀並非記憶功能下降，而是行為問題的產生、人格的轉變，或語言功能的退化。額顳葉型失智者多屬早發型失智症，發病時年齡大多低於 65 歲。就一個阿茲海默失智症的病人而言，如果在早期，是比較不會出現這些異常行為。

　　我問王小姐：「妳媽媽去外面吃東西，如果是免費的，就是會吃很多？拿很多？如果這個東西是要花錢去買的，她也會這樣嗎？」

　　王小姐告訴我：「如果這個東西是要錢的，我媽就不會拿這麼多，甚至不會去動。」聽完後我告訴王小姐：「這不是失智症的問題，這是真的一種習性，不只發生在妳母親身上，我所看到的有許多公益團體辦活動時，只要是免費的，聚集的人群就非常的多，而且肆無忌憚地狂取，這也許是我們一般凡夫的貪念和不

好的習性吧！」

　　不管自己是否已經吃喝足夠了，或是這些東西都已經有了、不需要再多擁有，凡只要是免費的，就一再地索取，但是很多公益活動的東西，是來自十方善眾，一口氣拿這麼多，難道不蹧蹋了愛心善行嗎？所以我告訴王小姐：「這是妳媽媽的習性，至於她會偷東西，以前也會嗎？」

　　「不會！」王小姐說得斬釘截鐵：「偷竊的行為以前沒有發生過。」

　　但是我看她媽媽在和我對答時的情緒是有點急躁，事出必有因，我問王小姐：「是不是妳母親有什麼事情讓她這樣子情緒不安？以至於這種貪和偷竊的念頭跑出來？」

　　「我想，是應該有的，我媽這情形已經有半年了，因為在兩年前，媽媽投資靈骨塔被騙，心情十分低落，老是想怎麼把錢要回來，而且投資靈骨塔失利後，面對的都是一些穿黑色衣服的不明人士囂張的出言不遜，就算是投資失利被騙了幾百萬，也沒辦法求償，所以我媽從那時候開始心情就異常的低潮，看到東西就想

做什麼能彌補之前所蒙受的損失。」

　　我對王小姐說：「妳媽不是失智症的問題，失智症早期的病人在拿東西時，不會有如此敏感的判斷和選擇能力，這是取決於人的最基本貪念，還沒有辦法改過來，恐怕這不是我能用藥物來幫忙妳的。有時候可以好言開導開導，請她看看需要幫忙的人，妳當女兒的也要想開一點，妳是一個照顧者，別到後來反而變成有憂鬱症的人。」

　　這種「貪念」的問題，例如食物只要是免費的，就想盡辦法盡量多拿多取，在臺灣社會其實不難常見，可以看到很多地方只要是免費的吃吃喝喝，馬上人就很多蜂擁而至，但是這些人都沒有想到別人是怎麼付出的，電視上的新聞常有播出牛排店的老闆免費招待100客免費的牛排，很多人一大清早就在排隊，名額有限下有人吃不到，吃不到的人無法體會老闆的用心，反而去告老闆詐欺；因為他吃不到！害得老闆不敢再用心行善、利益他人。

　　人的心都是往外求，想把別人侵略後看能不能增加自己的東西和利益，當起了這種念頭又長期醞釀這

個念頭時，等於在我們大腦額葉建立起這種迴路！額
葉負責腦內的行政、策劃、思考與決策中心，隨時隨
地做著重要的決定。當我們老了，自我調控和抑制原
始行為能力會失調，以前的壞習慣由於已經建立「迴路」
就會表現出來。

失智症的預防，在平常的生活裡，就要培養自己抑
制這些不正常念頭的能力，建立好的迴路，等到有一天
老了，本性衝動的問題才會被好的迴路克制和消除。這
樣的問題年輕時努力一些，年老時異常行為較不會出
現，這也是一個自我預防失智症異常行為的方法。

後天的學習會有影響

　　為什麼後天的學習會有影響？我的病人裡面有很
多高知識分子，在我印象中所及，有位耳鼻喉科的醫
師已經就診好幾年了。兩個禮拜前他的女兒跑來問我：

「爸爸跟以前比，變得很奇怪，很不一樣；連我當女兒的都沒辦法接受。」

她爸爸已經是高齡 91 歲了，由於疾病的關係，以前是文質彬彬的人，現在每天看到她母親都會想要有一些夫妻之間的性行為，且有很強的性衝動，而他的妻子也是我的失智症病人。

老父親的這種行為，讓女兒感到十分困擾，我建議她先把兩方分開、保持些距離。爸爸先請外勞照顧，我再給予一些藥物治療後，情況有稍微好轉。但是又有情況發生，父親要求外傭要與他發生關係，甚至拿錢出來給這位外傭，幸好外傭跟病人講：「爺爺不可以這樣子，你是我們尊敬的人，而且我在原本國家有孩子、有媽媽、有丈夫，這種事情是不能做的。」

老先生反而恍然大悟說：「對，怎麼可以這樣子。」於是還跟著比了一個手勢，發出「噓」聲請外傭不要張揚，傳出去會很難聽，這老先生還拿錢出來給外傭，希望她保密。外傭還是跟他女兒講了這些事情，老先生雖然是輕度的失智症病人，但是他還能夠理解、接受一些建議和想法。

　　我想病人這時候能夠理解、接受的大部分原因，是因為年輕的時候受過的教育和基本人文熏習，形成腦裡控制這些異常行為和衝動的機制，而當他退化的時候，腦部控制這些異常行為和衝動的機制還存在，使他還能自我喚醒要有禮教的本能。

　　這也是我們要知道的，平常的努力一定對以後會有相當大的影響，多唸書可以修飾自己的行為，在腦部中形成一種迴路機制抑制異常的衝動，也許有天當我們失智了，這種異常的行為表現，會比其他平常不做功課的人來得少一些！

請體諒被疲勞轟炸的照顧者

　　照顧失智症的病人家屬，在診間常會抱怨：「怎麼做她都不滿意，整天亂吵亂鬧，我已經快崩潰、快受不了了，怎麼辦？」每當遇到這種問題，除了用藥物調整之外，環境及照顧的技巧改變，照顧者的心境，也是要調整的。

　　我常在獨自一人走路和搭車的路程中，思考面對家屬的這些苦，我認為，可以換個角度看事情，通常會讓你感到最痛苦的事，是因為她是你最在乎的！從古到今，什麼時候是你最痛苦之時？摯愛的親人過逝；因為你深愛你的親人，跟他相處很久，不捨和無法接受他不在的事實。相愛的男女或夫妻之間的情分，一旦反目成仇時，對你傷害是最大的！因為另一半原本是最了解你，而你也曾經為他一生付出很多。

　　相對的、換個角度想一想，今天這個病人會讓你如此的痛苦，是因為你原本很在乎他、愛他、希望他不是這樣子，所以請多包容，包容是改變自己，因為改變病人很困難。但我每次這樣講，聽者有時似懂非懂，有一次在一個公開場合的演講裡面，我想起星雲大師小時候在南京棲霞山受戒出家時所被問的話：

　　「記得我在棲霞山接受佛教的比丘三壇大戒，第一天報到時，戒師問我你來受戒，是師父叫你來的？還是你自己發心要來？」

　　「弟子自己發心來的。」星雲大師這麼回答。

　　哪知說過以後，戒師拿了一把楊柳枝，在星雲大師頭上猛打一陣，打得他眼冒金星，感到很錯愕：「我有什麼錯嗎？」

　　這時只聽戒師（傳戒認證的法師）慢條斯理地說：「你很大膽，師父沒有叫你來，你沒有得到師父的允許，自己就敢來受戒。」聽了這話，星雲大師覺得「說的也是」，心裡平服不少。

　　走到第二位戒師面前，結果問了同樣的問題：「你來受戒，是師父叫你來的？還是你自己要來？」星雲

大師才被打過，懂得應該要「尊師重道」，因此趕快說：「是師父命令我來的。」哪知話才說完，戒師又拿起一把楊柳枝，在他頭上猛打，一邊打一邊說：「豈有此理，假如師父沒有叫你來，你連受戒都不要了。」想想也對，說得不無道理。

當到第三位戒師那裡，被問的問題還是一樣：「你來受戒，是師父叫你來的？還是你自己要來？」前面被打過兩次，有了經驗，就回答：「戒師慈悲，弟子來此受戒，是師父叫我來，我自己也發心要來。」星雲大師自覺這種回答應該天衣無縫，合情合理。哪知戒師仍然拿起楊柳枝，一陣抽打後責怪說：「說話模稜兩可，真是滑頭。」在這樣的磨練中，那個「我」的執著，就會漸漸地被磨掉了。有時候我會和家屬談談這樣的事，照顧者想想大多能釋懷了！

寬廣的胸襟和抑制憤怒，是需要長期培養

這讓我想到佛光山佛陀紀念館剛落成不久發生的一件事情，在佛陀紀念館的 2 樓有提供自助餐台幣 100 塊錢隨便你吃到飽，很多人是因 100 塊錢吃到飽去那

邊用餐，生意非常好，雖然餐廳有點入不敷出，但是本著十方來十方去的精神，還是維持下去，因為佛光山不以營利為目的，這是給參觀佛陀紀念館的人一個方便，有個經濟實惠用餐的地方。

有一次山上的法師跟我提到，佛陀紀念館剛開幕的時候，大家戰戰兢兢，每天晚上要開工作討論會議，討論今天佛陀紀念館發生的事務和檢討改進之道。晚上的工作會報有人提出由於餐廳開幕不久，怕有一些意外狀況，都還派人在旁邊服務。一天中午，他們看到有一位男士付了 100 塊錢，拿了一個餐盤盛了滿滿的菜餚先走出餐廳，旁邊有一群人接應，把原本的食物倒在他們自己準備的容器後，那位男子再拿著空盤子，進進出出來回很多次，在旁邊服務的人員實在看不下去，想去制止他，又擔心佛光山被藉機大做文章。

但是在場的工作人員心中還是有點忿忿不平，當天晚上大家舉行一些工作會報、日常生活的心得討論時，由於佛光山很重視所有徒眾的意見，有位負責的法師就起來跟星雲大師報告今天在佛陀紀念館餐廳裡面的情形：「佛陀紀念館餐廳 2 樓 100 塊錢的供餐服

務，真的是入不敷出快撐不下去，就像今天中午，有人付了一個人的餐費 100 元，拿了一個餐盤來回端出去很多食物給同來的一群人吃，我們想去制止他，但還是先忍住了，想請教師父以後遇到這種問題該怎麼辦？」

星雲大師智慧又慈悲地告訴大家說：「沒有關係，這個人會這樣做一定有他的苦衷，我們就好好讓他和其他的人吃飽，他們這樣做一定是有他委屈的地方，大家不要胡思亂想。」

聽到師父跟我講這個小故事時，心中佩服果然大師還是大師；他的心境的高度畢竟不一樣，心境不同看到的事情總是會不一樣。我也在想，佛光山這幾年來不怕人家吃飯，因為人總有不方便的時候，有些苦衷還真是有口難言，有正法的地方，才能久住啊！

主事者的態度，決定日後事情的規模和高度

2017 年的 9 月，我在台中市辦完了失智症照顧訓練課程的會議，按照很多會議的習慣，會議結束後理事長總是要出來跟各位講講話和作結語。

　　這次的會議大概有 240 多位來自中部各地方，有
興趣參與失智症照護的一般人士，當然還有一些專業
人士，在參加完一天的課程後，我告訴大家責任很重
大，路還很遙遠，因為面臨的是幾十萬需要照護的人，
這裡面有些是你我的長輩。

　　我們在訓練課程裡，總是期望自己未來成為一位
專業的人士，可以去做一些事，甚至去指導一些人和
事，所以在做這些事情的過程，會無形中讓自己成為
「我有多少人力，有多少組織，有多少資源，可以做多
少事情」，心中的「我」便越來越大。

　　這讓我想起 2010 年，我帶了 68 位大陸各地的大
學校長、副校長、醫院的院長、副院長，和一些高階
主管來參觀佛光山的護智中心。

　　那天剛好星雲大師在，他也很客氣、很高興地跟
大家座談，星雲大師講了一個故事，讓我在記憶中留
下深刻印象，他說有一群事業有成的企業家來訪，企
業家在自我介紹時，第一位介紹說我的公司有幾百位
員工，營運很好。

　　第二位就講說自己有幾千位員工，公司規模比第

一位企業家來得大，大家在陸續介紹完後，其中有一位企業家就問星雲大師：「你佛光山有多少員工？」星雲大師告訴這些企業家：「佛光山有好幾百位老闆！」

這句話讓我印象很深刻，我們辦過幾百場訓練課程和講座遍布了國內外，能夠有成，不是自己的能力，我只是跑腿來把這些因緣聯繫起來。這些日子以來，我深深地感覺到不管是我的助理和秘書，或在各地幫忙我的人，都是在告訴我，他們需要我來幫他們做什麼，他們希望我們夠把這些事情做好之後，他們接著才好做事。

從另外一個角度來講，我是來替他們服務的員工，這些表面上看似是我助理的人，或是世界各地幫忙的人，實際上就是我的老闆，因為他們的支持，我們才能走下去。

大師的一番話，讓我深刻想到做事情的成功，不是在乎誰命令誰，而是我們要怎麼樣把這件事情做好，表面上負責的人或領導的人，不應是以領導者自居，叫大家做什麼，而是想「我要為大家做什麼服

務」，用這樣的服務讓大家的事能順利進行，服務到更多有需要幫助的人。星雲大師的開示，我也藉此分享給所有想「做事」的人。

第九章

AD8-8
有「持續性」思考和記憶問題

「老化」跟「失智症」最大差別
是「記憶力缺損」的持續變化

　　這個問題反映到目前的生活環境中，會發現很多年輕的 30-40 多歲的族群，例如在女性身上，如果是一位家庭主婦在煮時，走到冰箱前面打開冰箱門，也許會忘記為什麼開冰箱？但是忘記後、冰箱門關上了、待會也會想到我開冰箱要做什麼！

　　或是路上巧遇曾經熟識的某人時，對方的名字卻無法馬上想起來，只是覺得這人很眼熟、有深刻的印象，但名字就是想不起來；但過一會，冷靜回想，就想起來：「啊、這人就是那個誰誰誰嘛。」

　　失智症的臨床診斷，必須是病人現在的認知功能，例如記憶力的退化，跟之前的記憶力相比，是有明顯的下降，而且這個下降「會影響到日常生活」。最重要是「持續性」，而不是「時好時壞」。正由於病理上的

變化是持續在進行的，所以在 AD8 量表中，才會有「是否有持續性的思考和記憶的障礙」這一題，我再次強調，特別是「持續性」！

　　鑑別「老化」跟「失智症」最大的差別能力，就是「記憶力的缺損」；老化的病人會抱怨記憶力差，時好時壞，很多事情想不起來，但是專心想想之後，或待一會兒回想還能夠想起來。如果是失智症的病人，通常再怎麼想，都很難想得起來，而且這種記憶缺失是會「持續變化」的。

　　時好時壞，或是偶爾的記憶不好，不是失智症的狀況，但若日後追蹤臨床表現時，如果發生這種忘事的頻率越來越高，或者是每次回想的時間越來越長，而且是「持續性」惡化，我認為這有可能是「早期的失智症」。

　　在華人世界，不管是在臺灣、新加坡，或大陸，「病人能力障礙」是很容易被發現的，問題中最重要的

是什麼叫「持續性的思考」和「記憶障礙」？我通常是
這樣問病人家屬：「你覺得他記憶力或思考事情的能
力，有沒有越來越差？」

　　誠實一點的家屬會沉思一下，困惑的問：「什麼叫
持續性的思考和記憶障礙？」

　　我會跟他們解釋：「這一題在強調『持續性』的變
化，說的是逐漸變差，而不是時好時壞。時好時壞裡有
一種情形是越來越頻繁，但也逐漸走下坡，這種情形
也是持續性的思考和記憶障礙，這就符合失智症診斷
最基本的精神；原本有的功能，逐漸的、而且持續的
退化，這是早期失智症篩檢時，要小心的一點。」

　　我們之前做了亞洲五個地區的早期失智症臨床表
現研究計劃，在 AD8 題目中，最常被病人自述有問題
的前兩題，是第三題「重複相同的問題、故事跟陳述」
及第八題「有持續性的思考和記憶方面的問題」。

　　在臺灣和北京，有相同的高頻率被早期失智症病
人的家屬提及，「重複相同的問題、故事跟陳述」及「有
持續性的思考和記憶方面的問題」，是早期失智症的病
人所表現出來頻率最高的現象。但在新加坡，是第三

題和第七題「記住約會的時間是否有困難」；在菲律賓跟日本，則是第三題和第四題「學習如何使用小型工具設備和器具上有否有困難」。這發現其實代表了不同的種族、不同的區域，對早期失智症的表現症狀可能會不一樣，這也是該多加注意的特別之處。

　　一再強調「持續性」，因為失智症的病理表現，有類澱粉蛋白跟神經纖維的糾結變化，這兩個物質的累積會造成腦部裡面認知功能的缺損和退化，特別是這兩個病理變化是越來越多，是不會走回頭路、不可逆的。就某種程度而言，失智症強調持續性的思考和記憶障礙是有大道理的。

阿茲海默失智症
從海馬迴的類澱粉沉積開始

　　阿茲海默失智症是從海馬迴跟顳葉的類澱粉沉積開始，逐漸的往整個大腦來擴散，這個擴散不是只有類澱粉沉積而已，神經纖維的糾結也會逐漸的發生，因為類澱粉的沉積造成細胞的發炎，神經纖維就會被破壞，破壞之後糾結的現象就慢慢增加，所以剛開始的時候，雖然臨床上是正常，但是病理學上早就有變化。

　　在正常的細胞膜上，有類澱粉前驅蛋白質，類澱粉前驅蛋白質，會先被細胞上的分解酶分解；正常大腦裡這兩組分解酶不管是 gamma 或是 beta 都是存在著，而人體也會產生異常類澱粉前驅蛋白質。由於這些原因影響，大腦會產生類澱粉沉積。

　　不過身體有一套清除系統，清除完後細胞不會死

亡，但是若有一天產生過多或是清除有問題時，這些
分解酶有突變、造成功能不好，或分解的位置錯誤，
異常的類澱粉就沉積，沉積後細胞會受損，所以遺傳
性的阿茲海默症病患，會造成這些分解酶的異常，或
是本身類澱粉前驅蛋白質的異常，而使病理變化一直
持續下去。

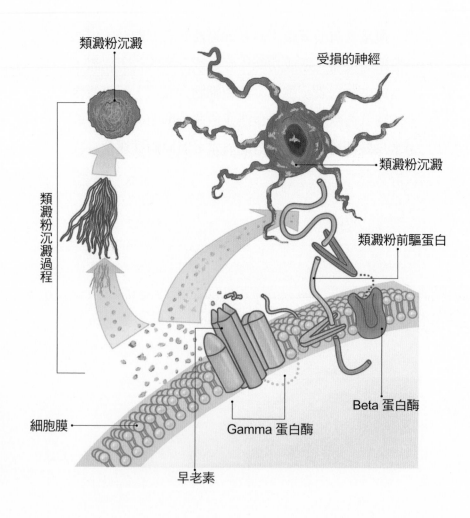

類澱粉沉澱

受損的神經

類澱粉沉澱

類澱粉沉澱過程

類澱粉前驅蛋白

細胞膜

Gamma 蛋白酶

Beta 蛋白酶

早老素

阿茲海默失智症病理學上的進程

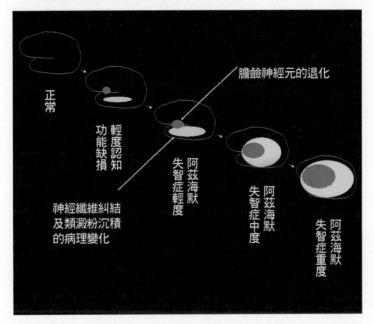

膽鹼神經元的退化

正常

輕度認知功能缺損

神經纖維糾結及類澱粉沉積的病理變化

阿茲海默失智症輕度

阿茲海默失智症中度

阿茲海默失智症重度

　　失智症特別是阿茲海默失智症是持續惡化而比較少、甚至沒有停下來的疾病。所以在臨床上的症狀，應該是會持續變化的原因。而在老化的過程中，會依循下列的圖示來表現，但不是每一個人都會以這種方式進行。

　　常被談到的「輕度認知功能缺損」其實是一個觀念，並不是一個確定的診斷，因為我們可以看到大腦老化的過程裡面有些人會變成輕度認知功能缺損，但是一旦變成輕度認知功能缺損完之後，經過一定時間可能會變為正常的老化，因為輕度認知功能缺損的原因已經被治療好了。

　　另外有可能是病人一直維持輕度認知功能缺損，導致輕度認知功能缺損的原因沒有被治療，但相對的，如果這是造成輕度認知功能缺損的原因，病人本身就是阿茲海默症，或是血管腦中風等因素，這原因沒有被解決，輕度認知功能缺損的病人，會逐漸的變差，演變成阿茲海默氏失智症，或是血管性失智症或其他失智症。

輕度認知功能缺損可能是失智症前期

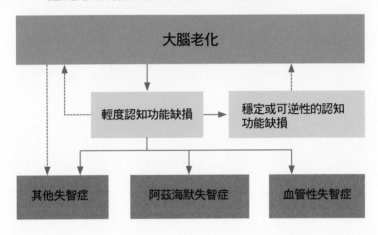

後記
醫學研究當取之於社會 用之於社會

寫這本書的初衷和完成這本書的最終意圖，並不是在乎能夠有多少人認識我，或這本書能夠多暢銷，我想的是一種「社會責任」和「面對生命的態度」。

　　我在醫學研究上學到和得到的知識，希望能再廣泛散布給更多有需要的人，這些醫學上的研究取之於社會，應該再用之於社會！

　　過去幾年，我主持過醫學相關電視節目，整編失智症相關 App 軟體，和一群用心人士共同努力推廣失智症的教育，一切相關的訊息，都將會公開公布在這兩個網站：

　　台灣亞太護齡協會 http://www.tapapa.org.tw

　　中華護智協會 http://www.cmpa.org.tw

　　希望這一些資訊，能幫到更多有需要的朋友們！

國家圖書館出版品預行編目(CIP)資料

失智症事件簿 失智症AD8量表在檢測什麼
/ 楊淵韓作. -- 初版.
-- 臺北市 : 大塊文化, 2018.02
　　面；　　公分. -- (Care ; 56)
ISBN 978-986-213-870-0(平裝)
1.失智症　2.健康照護
415.934　　　　　　　　　　106025560

CARE

Good Care ,
Good Living

CARE

Good Care ,
Good Living

CARE

Good Care ,
Good Living